适用于医学院校各类考试复习参考

# 药理学学习精要与习题汇编

主　编　刘　玮　严继贵　钱善军
编　委　（以姓氏笔画为序）
　　　　刘　玮（安徽医学高等专科学校）
　　　　严继贵（安徽医学高等专科学校）
　　　　杨宇清（安徽医学高等专科学校）
　　　　钱善军（安徽医学高等专科学校）
　　　　阚　晶（安徽医学高等专科学校）
　　　　戴淑娟（安徽医学高等专科学校）
主　审　王迎新

山东科学技术出版社

图书在版编目（CIP）数据

药理学学习精要与习题汇编/刘玮,严继贵,钱善军主编. —济南:山东科学技术出版社,2016.8
ISBN 978-7-5331-8281-6

Ⅰ.①药… Ⅱ.①刘… ②严… ③钱… Ⅲ.①药理学—医学院校—教学参考资料 Ⅳ.①R96

中国版本图书馆 CIP 数据核字（2013）第 128745 号

# 药理学学习精要与习题汇编

主编 刘 玮 严继贵 钱善军

**主管单位**：山东出版传媒股份有限公司
**出 版 者**：山东科学技术出版社
　　　　　　地址：济南市玉函路16号
　　　　　　邮编：250002　电话：(0531)82098088
　　　　　　网址：www.lkj.com.cn
　　　　　　电子邮件：sdkj@sdpress.com.cn
**发 行 者**：山东科学技术出版社
　　　　　　地址：济南市玉函路16号
　　　　　　邮编：250002　电话：(0531)82098071
**印 刷 者**：山东泰安新华印务有限责任公司
　　　　　　地址：泰安市灵山大街39号
　　　　　　邮编：271000　电话：(0538)6119313

开本：787mm×1092mm　1/16
印张：10.25
字数：260千
印数：1-6000
版次：2016年8月第1版　2016年8月第1次印刷

ISBN 978-7-5331-8281-6
定价：24.00元

# 前　言

为了全面落实《国家中长期教育改革和发展纲要规划(2010—2020)》,贯彻党的教育方针,深化教育教学改革,全面推进素质教育,由安徽医学高等专科学校"药理学"任课教师共同努力,编写了与全国医药高等专科院校规划教材《药理学》相配套的教学参考书《药理学学习精要与习题汇编》(以下称习题汇编)。目的是使学生对已学过的知识以习题形式进行复习、巩固、强化,帮助学生自我测试学习效果,为参加各级各类考试提供便利。

本习题汇编所命试题范围与规划教材一致,习题形式多样化;题型涵盖国家执业医师和执业药师资格考试题型,命题力求科学、规范、严谨,并适当增加了案例习题的比例,以求进一步提高学生分析问题、解决问题的能力。全书共分35章,每章均有"学习重点""学习指导",指出该章需要掌握的重点内容,并在学习方法上给予指导,提高学生的学习能力。习题题型包括选择题(A、B和X型题)、名词解释、填空题、问答题以及处方分析。习题反映了药理学教学大纲的要求,强化必须掌握、熟悉的"三基"知识内容。此外,根据某些章节的需要,还附有"命题目的""解题指导""难点解析",进一步说明答题的思路与方法。

本书可供高等医药院校学生、成人教育学生、执业医师与执业药师等资格考试人员以及其他医药工作者学习和应试时参考使用。本书内容系统、题型全面、试题量大、难易程度不一,不同专业的学生可根据不同的学习要求在使用中各取所需,也可作为教师对各类考试命题时的参考。本书是编者们多年来教学经验的积累,很多同仁都付出了辛勤的劳动,在此向他们表示衷心的感谢!

鉴于编者水平有限,加之"药理学"知识内容的博大精深以及现有课时的限制,对于本习题汇编中出现的不足之处,敬请广大师生在使用过程中给予批评指正,以便再版时修订完善。

编　者<br>
2016年5月

# 目　　录

第一章　总论 ……………………………………………………………………………（1）
第二章　传出神经系统药物 ……………………………………………………………（13）
第三章　麻醉药 …………………………………………………………………………（29）
第四章　镇静催眠药 ……………………………………………………………………（34）
第五章　抗癫痫药和抗惊厥药 …………………………………………………………（40）
第六章　抗帕金森病药 …………………………………………………………………（46）
第七章　抗精神失常药 …………………………………………………………………（51）
第八章　镇痛药 …………………………………………………………………………（56）
第九章　解热镇痛抗炎药 ………………………………………………………………（61）
第十章　中枢兴奋药 ……………………………………………………………………（65）
第十一章　钙通道阻滞药 ………………………………………………………………（68）
第十二章　抗高血压药 …………………………………………………………………（71）
第十三章　抗心绞痛药 …………………………………………………………………（76）
第十四章　抗动脉粥样硬化药 …………………………………………………………（80）
第十五章　抗心律失常药 ………………………………………………………………（83）
第十六章　抗慢性心功能不全药 ………………………………………………………（87）
第十七章　利尿药和脱水药 ……………………………………………………………（92）
第十八章　血液及造血系统疾病用药 …………………………………………………（97）
第十九章　抗组胺药 ……………………………………………………………………（101）
第二十章　消化系统疾病用药 …………………………………………………………（103）
第二十一章　呼吸系统疾病用药 ………………………………………………………（106）
第二十二章　子宫兴奋药 ………………………………………………………………（109）
第二十三章　肾上腺皮质激素类药 ……………………………………………………（112）
第二十四章　甲状腺激素及抗甲状腺药 ………………………………………………（116）
第二十五章　胰岛素及口服降糖药 ……………………………………………………（119）
第二十六章　抗微生物药 ………………………………………………………………（122）
第二十七章　抗生素 ……………………………………………………………………（125）
第二十八章　人工合成抗菌药 …………………………………………………………（132）
第二十九章　抗结核病药及抗麻风病药 ………………………………………………（136）
第三十章　抗真菌药 ……………………………………………………………………（139）
第三十一章　抗病毒药 …………………………………………………………………（142）

— 1 —

第三十二章 抗菌药的合理应用 …………………………………… (145)
第三十三章 抗寄生虫药 …………………………………………… (148)
第三十四章 抗恶性肿瘤药 ………………………………………… (151)
第三十五章 免疫功能调节药 ……………………………………… (156)

# 第一章 总 论

## 【学习重点】

1. 药物的治疗作用、不良反应,受体及受体激动药、受体拮抗药的基本概念及特点。
2. 药物在体内过程、首过消除、血脑屏障、肝肠循环、稳态血药浓度、血浆半衰期、生物利用度、肝药酶、药酶诱导剂和抑制剂、药物消除、时量关系的基本概念及意义。

## 【学习指导】

1. 比较药物的副作用、毒性反应、变态反应、后遗效应、停药反应、继发反应、三致反应出现的不同特点和危害。
2. 以钥匙和锁为切入点,系统学习受体、了解受体的特性,根据药物与受体之间亲和力和内在活性的不同将药物分为激动药和拮抗药。
3. 在掌握药物体内过程的基础上,比较药物的不同给药途径对药物起效时间、药效强度和药理作用的影响。
4. 掌握常见的肝药酶诱导剂和肝药酶抑制剂,理解联合给药时药物的相互影响。
5. 结合计算出的药物消除率图表,学习药物在体内随半衰期变化的血药浓度变化规律。

一、选择题

(一) A 型题

1. 药理学是研究
   A. 药物的学科　　　　　　　　B. 药物与机体相互作用规律及原理的学科
   C. 药物效应动力学　　　D. 药物代谢动力学　　　E. 药物药理作用的学科
2. 下列属于局部作用的是
   A. 普鲁卡因的浸润麻醉作用　　B. 苯巴比妥的催眠作用　　　C. 地高辛的强心作用
   D. 利多卡因的抗心律失常作用　E. 阿司匹林的解热镇痛作用
3. 副作用是在下述哪种剂量时产生的不良反应
   A. 治疗量　　　B. 无效量　　　C. 极量　　　D. $LD_{50}$　　　E. $ED_{50}$
4. 药物作用的两重性是指
   A. 对因治疗与对症治疗　　　B. 副反应和毒性反应　　　C. 治疗作用与副作用
   D. 防治作用与不良反应　　　E. 预防作用与治疗作用
5. 反复多次应用药物后,机体对药物的敏感性降低,称为
   A. 习惯性　　　B. 成瘾性　　　C. 依赖性　　　D. 耐受性　　　E. 耐药性
6. 药物的半数致死量($LD_{50}$)是

A. 中毒量的一半　　　　　　B. 致死量的一半　　　　　C. 引起50%动物死亡的剂量
D. 引起60%动物死亡的剂量　　　　　　　　　　　　　E. 引起100%动物死亡的剂量

7. 受体拮抗药的特点是
A. 对受体有亲和力和内在活性　　　　　B. 对受体无亲和力而有内在活性
C. 对受体无亲和力也无内在活性　　　　D. 对受体有亲和力而无内在活性
E. 以上都不对

8. 临床上药物的治疗指数是指
A. $ED_{50}/LD_{50}$　　B. $LD_{50}/ED_{50}$　　C. $LD_5/ED_{95}$　　D. $ED_{95}/LD_5$　　E. $LD_1/ED_{95}$

9. 连续用药较长时间,药效逐渐减弱,需加大剂量才能出现药效的现象称为
A. 耐受性　　　B. 成瘾性　　　C. 耐药性　　　D. 快速耐受性　　　E. 习惯性

10. 药物的内在活性(效应力)是指
A. 药物穿透生物膜的能力　　　　B. 药物激动受体的能力　　　C. 药物水溶性大小
D. 药物对受体亲和力高低　　　　E. 药物脂溶性强弱

11. 受体是
A. 配体的一种　　　B. 酶　　　C. 第二信使　　　D. 蛋白质　　　E. 神经递质

12. 有关药物的副作用,不正确的是
A. 治疗剂量时所产生的不良反应　　　　B. 因药物选择性低产生的不良反应
C. 不太严重的不良反应　　　　　　　　D. 一种难以避免的不良反应
E. 与治疗目的有关的药物反应

13. 下列对治疗指数的阐述哪项不正确
A. 可用动物试验获得　　　　　　　　　B. 可用 $ED_{50}/LD_{50}$ 表示
C. 是评价药物安全性的指标之一　　　　D. 可用 $LD_{50}/ED_{50}$ 表示
E. 值越大则安全范围越广,值越小越不安全

14. 绝大多数的药物受体是属于
A. 小于1000的小分子物质　　　　　　　B. DNA
C. 位于膜上或胞内的蛋白质　　　　　　D. 双层结构的脂类物质　　　　E. RNA

15. 下列哪组药物可能发生竞争性对抗作用
A. 去甲肾上腺素和异丙肾上腺素　　　　B. 组胺和5-羟色胺　　　C. 阿托品和乙酰胆碱
D. 毛果芸香碱和新斯的明　　　　　　　E. 间羟胺和异丙肾上腺素

16. 药物在体内消除是指
A. 经肾排泄　　　　　　　　　B. 经消化道排出　　　　　　　C. 首关消除
D. 经肝药酶代谢破坏　　　　　E. 药物的生物转化和排泄

17. 大多数药物在体内通过细胞膜的方式是
A. 主动转运　　　　　B. 简单扩散　　　C. 易化扩散
D. 膜孔滤过　　　　　E. 被动转运

18. 易透过血脑屏障的药物所具有的特点为
A. 与血浆蛋白结合率高　　　　B. 分子量大　　　C. 极性大
D. 脂溶性高　　　　　　　　　E. 脂溶性低

19. 按药物半衰期给药1次,按一级动力学消除,在经过几次可达稳态血浓度

A. 2~3次　　　　B. 4~6次　　　　C. 7~9次　　　　D. 10~12次　　　　E. 13~15次

20. 舌下给药的特点是
A. 可避免胃肠刺激作用　　　　B. 肝肠循环　　　　C. 可避免胃酸破坏
D. 可避免不良反应　　　　E. 可避免首关消除

21. 哪种给药方式有首关清除
A. 口服　　　　B. 舌下　　　　C. 直肠　　　　D. 静脉注射　　　　E. 肌内注射

22. 血脑屏障是指
A. 血-脑屏障　　　　B. 血-脑脊液屏障　　　　C. 脑脊液-脑屏障
D. 上述三种屏障总称　　　　E. 第一和第三种屏障合称

23. 下面哪一组药都不能通过血脑屏障
A. 苯妥英钠,利血平　　　　B. 苯妥英钠,胍乙啶　　　　C. 胍乙啶,利血平
D. 胍乙啶,乙酰胆碱　　　　E. 利血平,乙酰胆碱

24. 下列提法哪项不正确
A. 药物消除是指生物转化和排泄　　　　B. 生物转化是指药物被氧化
C. 肝药酶是指细胞色素P-450酶系统　　　　D. 苯巴比妥具有肝药酶诱导作用
E. 西咪替丁具有肝药酶抑制作用

25. 某药$t_{1/2}$为12小时,每天给药2次,每次固定剂量,几天后血药浓度即达到稳态血药浓度
A. 1天　　　　B. 2天　　　　C. 3天　　　　D. 4天　　　　E. 7天

26. 如果某药血浓度是按一级动力学消除,这就表明
A. 药物仅有一种代谢途径　　　　B. 给药后主要在肝脏代谢
C. 药物主要存在于循环系统内　　　　D. $t_{1/2}$是一固定值,与血药浓度无关
E. 消除速率与药物吸收速度相同

27. 下述关于药物的代谢,哪种说法正确
A. 只有排出体外才能消除其活性　　　　B. 药物代谢后肯定会增加水溶性
C. 药物代谢后肯定会减弱其药理活性　　　　D. 肝脏代谢和肾脏排泄是两种主要消除途径
E. 药物只有分布到血液外才有消除效应

28. 如果某药物的血浓度是按零级动力学消除,这就表明
A. 继续增加药物摄入量,血中药物浓度也不会再增加
B. 不论给药速度如何,药物消除速度恒定
C. $t_{1/2}$是不随给药速度而变化的恒定值
D. 药物的消除主要靠肾脏排泄
E. 药物的消除主要靠肝脏代谢

29. 药物进入细胞最常见的方式是
A. 特殊载体摄入　　　　B. 脂溶性跨膜扩散　　　　C. 胞饮现象
D. 水溶扩散　　　　E. 氨基酸载体转运

30. 单次静脉注射药物,影响其初始血浓度的主要因素是
A. 剂量和清除率　　　　B. 剂量和表观分布容积
C. 清除率和半衰期　　　　D. 清除率和表观分布容积　　　　E. 剂量和半衰期

31. 评价药物吸收程度的药动学参数是

A. 药时曲线下面积 B. 清除率 C. 消除半衰期
D. 药峰浓度 E. 表观分布容积

32. 决定药物起效快慢的最主要因素是
A. 生物利用度 B. 个体差异 C. 吸收速度
D. 血浆蛋白结合率 E. 消除速率常数

33. 具有肝药酶活性抑制作用的药物是
A. 酮康唑 B. 苯巴比妥 C. 苯妥英钠 D. 灰黄霉素 E. 地塞米松

34. 下列关于肝药酶诱导剂的叙述中错误的是
A. 使肝药酶的活性增加 B. 可能加速本身被肝药酶的代谢
C. 可加速被肝药酶转化的药物的代谢 D. 可使被肝药酶转化的药物血药浓度升高
E. 可使被肝药酶转化的药物血药浓度降低

35. 碱化尿液时,可以使弱酸性药物经肾排泄时
A. 解离多,再吸收多,排出慢 B. 解离少,再吸收多,排出慢
C. 解离少,再吸收少,排出快 D. 解离多,再吸收少,排出快
E. 解离多,再吸收少,排出慢

36. 药物的 pKa 值是指其
A. 90% 解离时的 pH 值 B. 99% 解离时的 pH 值 C. 50% 解离时的 pH 值
D. 10% 解离时的 pH 值 E. 全部解离时的 pH 值

37. 甘露醇的脱水作用机制属于
A. 影响细胞代谢 B. 对酶的作用 C. 改变细胞的反应性
D. 改变细胞周围的理化性质 E. 降低细胞的反应性

38. 对受体亲和力高的药物在机体内
A. 排泄慢 B. 起效快 C. 吸收快
D. 产生作用所需的浓度较低 E. 产生作用所需浓度较高

39. 药物与特异性受体结合后,可能激动受体,也可能阻断受体,这取决于
A. 药物的作用强度 B. 药物剂量的大小
C. 药物的油/水分配系数 D. 药物是否具有亲和力
E. 药物是否具有内在活性

40. 丙磺舒可以增加青霉素的疗效,原因是
A. 在杀菌作用上有协同作用 B. 两者竞争肾小管的分泌通道
C. 对细菌代谢有双重阻断作用 D. 延缓抗药性产生
E. 增强细菌对药物的敏感性

41. 肾功能不全患者,用药时需要减少剂量的是
A. 脂溶性高的药物 B. 主要从肾排泄的药物
C. 主要在肝代谢的药物 D. 胃肠道很少吸收的药物
E. 分布范围广的药物

42. 需要维持药物有效血浓度时,正确的恒定给药间隔时间是
A. 每 4 小时给药 1 次 B. 每 6 小时给药 1 次 C. 每 8 小时给药 1 次
D. 每 12 小时给药 1 次 E. 每隔一个半衰期给药 1 次

43. 某患者晚上服用催眠药后,次日早上(血药浓度已低于催眠浓度)患者还处于嗜睡状态。这是药物的
   A. 后遗效应　　　　B. 继发反应　　　　C. 毒性反应　　　　D. 副反应　　　　E. 高敏反应
44. 只能供口服的制剂,哪一组是正确的
   A. 糖浆剂、酊剂、乳剂　　　　　　　B. 糖浆剂、混悬剂、乳剂
   C. 溶液剂、混悬剂、乳剂　　　　　　D. 酊剂、溶液剂、乳剂
   E. 溶液剂、混悬剂、酊剂
45. 特殊药品不包括
   A. 放射性药品　　　　　　　B. 精神药品　　　　　　　C. 计划生育药品
   D. 医疗用毒性药品　　　　　E. 麻醉药品
46. 避光药品在贮存、使用过程中要有避光保护措施。不包括下列哪项
   A. 盛于棕色瓶中　　　　　　B. 用黑色纸包裹　　　　　C. 用黑色布包裹
   D. 盛于深蓝色瓶中　　　　　E. 盛于红色瓶中
47. 下列关于老年人用药的说法,错误的是
   A. 对药物的反应性与成人可有不同　　B. 对某些药物的反应特别敏感
   C. 对某些药物的耐受性较差　　　　　D. 老年人用药剂量一般与成人相同
   E. 老年人对药物的反应与成人不同,反映在药效学和药动学上
48. 先天性遗传异常对药物的药理学作用影响主要表现在
   A. 口服吸收速度不同　　　　B. 药物体内生物转化异常
   C. 药物体内分布异常　　　　D. 遗传性高铁血红蛋白还原障碍
   E. 以上都有可能
49. 下列叙述中,哪项不符合吸入给药的特点
   A. 大多数药物可经吸入途径给药　　B. 吸收迅速,起效快
   C. 能避免首过消除　　　　　　　　D. 尤其适用于治疗肺部疾病
   E. 给药剂量难控制
50. 不符合口服给药的叙述是
   A. 最常用的给药途径　　　　B. 安全、方便、经济的给药途径
   C. 吸收较缓慢　　　　　　　D. 是最有效的给药途径
   E. 影响吸收的因素较多
51. 影响药物吸收的机体方面因素不包括
   A. 药物脂溶性　　　　　　　B. 胃肠道 pH　　　　　　　C. 胃肠运动
   D. 吸收面积大小　　　　　　E. 吸收部位血流
52. 从药物本身来说,影响药物吸收的因素有
   A. 药品包装　　　　　　　　B. 给药途径　　　　　　　　C. 来源
   D. 价格　　　　　　　　　　E. 生产厂家
53. 一般来说,起效速度最快的给药途径是
   A. 吸入给药　　　　　　　　B. 口服给药　　　　　　　　C. 静脉注射
   D. 皮下注射　　　　　　　　E. 贴皮给药
54. 弱碱性药物

A. 在酸性环境中易跨膜转运  B. 在胃中易于吸收
C. 酸化尿液时易被重吸收  D. 酸化尿液可加速其排泄
E. 碱化尿液可加速其排泄

55. 病原微生物对抗菌药的耐受性降低的现象称为
A. 耐受性  B. 耐药性  C. 成瘾性
D. 习惯性  E. 快速耐受性

56. 鱼精蛋白注射液解救肝素过量出血,这种现象称为
A. 增敏作用  B. 拮抗作用  C. 协同作用
D. 增强作用  E. 相加作用

(二)B 型题

(57~61 题共用备选答案)
A. 亲和力及内在活性都强  B. 具有一定亲和力,但内在活性弱
C. 与亲和力和内在活性无关  D. 有亲和力、无内在活性,与受体不可逆性结合
E. 有亲和力、无内在活性,与激动剂竞争相同受体

57. 效价高、效能强的激动剂是
58. 非特异性药物是
59. 受体部分激动药是
60. 竞争性拮抗剂是
61. 非竞争性拮抗剂是

(62~66 题共用备选答案)
A. 治疗作用  B. 不良反应  C. 副作用  D. 毒性反应  E. 耐受性

62. 与治疗目的无关的所有反应统称
63. 达到防治效果的作用是
64. 治疗剂量下出现与治疗目的无关的是
65. 药物过量出现的对机体损害是
66. 机体对药物的敏感性降低是

(67~71 题共用备选答案)
A. 阈剂量  B. 效能  C. 效价强度  D. 治疗量  E. $ED_{50}$

67. 引起一半动物有效反应的量是
68. 药物常用的剂量是
69. 药物刚刚引起效应的量是
70. 最大有效量产生的最大效应是
71. 达到一定效应时所需的剂量是

(72~75 题共用备选答案)
A. 直肠给药  B. 皮肤给药  C. 吸入给药  D. 静注注射给药  E. 口服给药

72. 首过消除较明显的固体药物适宜
73. 气体、易挥发的药物或气雾剂适宜
74. 全麻手术期间快速而方便的给药方式是
75. 药物吸收后可发生首过效应的给药途径是

(76~80题共用备选答案)
A. 吸收速度　　　B. 消除速度　　　C. 血浆蛋白结合　　　D. 药物剂量
E. 零级或一级消除动力学
76. 药物作用的强弱取决于
77. 药物作用开始的快慢取决于
78. 药物作用持续时间的长短取决于
79. 药物的半衰期取决于
80. 药物的表观分布容积取决于

(81~84题共用备选答案)
A. 表观分布容积　　B. 清除率　　C. 血浆 $t_{1/2}$　　D. 生物 $t_{1/2}$　　E. 生物利用度
81. 药物效应下降一半的时间
82. 药物分布的广泛程度
83. 药物吸收进入血循环的速度和程度
84. 药物自体内消除的一个重要参数

(85~89题共用备选答案)
A. 去甲肾上腺素　　　　　　B. 吗啡　　　　　　C. 普鲁卡因胺
D. 左旋多巴　　　　　　　　E. 对乙酰氨基酚
85. 代谢物活性大于原形药
86. 代谢物作用减弱或消失
87. 代谢物作用与原形药相似
88. 转化为有毒代谢物
89. 代谢后激活

(90~94题共用备选答案)
A. 药物作用协同　　　　B. 竞争与血浆蛋白结合　　　C. 诱导肝药酶加速灭活
D. 竞争性对抗　　　　　E. 减少吸收
90. 苯巴比妥与双香豆素合用可产生
91. 维生素K与双香豆素合用可产生
92. 肝素与双香豆素合用可产生
93. 硫酸亚铁与四环素合用可产生
94. 保泰松与双香豆素合用可

(95~98题共用备选答案)
A. 生理依赖性　　B. 首剂现象　　C. 耐药性　　D. 耐受性　　E. 致敏性
95. 反复使用吗啡会出现
96. 哌唑嗪具有
97. 反复使用某种抗生素,细菌可产生
98. 反复使用麻黄碱会产生

(三) X型题
99. 药物的不良反应包括
A. 后遗反应　　B. 变态反应　　C. 副作用　　D. 毒性反应　　E. 停药反应

100. 部分激动剂的特点有
   A. 单独使用时,可产生较弱的药理效应　　B. 在激动剂高浓度时显示拮抗作用
   C. 与受体有亲和力　　D. 无对抗激动剂的作用
   E. 对受体无亲和力

101. 药物吸收后可以
   A. 经肾脏排出　　B. 经肺排出　　C. 经肠道排出
   D. 经胆囊排出　　E. 经乳汁排出

102. 对药物体内消除方式没有影响的是
   A. 给药途径　　B. 给药剂量　　C. 肝功能　　D. 血药浓度　　E. 肾功能

103. 能抑制肝药酶的药物是
   A. 苯巴比妥　　B. 氯霉素　　C. 双香豆素　　D. 异烟肼　　E. 西咪替丁

104. 能诱导肝药酶活性的药物包括
   A. 苯妥英钠　　B. 口服避孕药　　C. 苯巴比妥　　D. 利福平　　E. 灰黄霉素

105. 关于生物利用度的叙述正确的是
   A. 是评价药物吸收程度的一个重要指标　　B. 常被用来作为制剂的质量评价
   C. 相对生物利用度主要用于比较两种制剂的吸收情况　　D. 是制剂的质量控制标准
   E. 分为相对生物利用度和绝对生物利用度

106. 由于影响药物代谢而产生药物相互作用的有
   A. 口服降糖药与口服抗凝药合用时出现低血糖或导致出血
   B. 酮康唑与特非那定合用导致心律失常
   C. 氯霉素与双香豆素合用导致出血
   D. 利福平与口服避孕药合用导致意外怀孕
   E. 地高辛与考来烯胺同服时疗效降低

107. 苯巴比妥中毒时,静脉使用碳酸氢钠救治的机制是
   A. 促进苯巴比妥从肾排泄　　B. 促进苯巴比妥从肝排泄
   C. 促进苯巴比妥在体内再分布　　D. 抑制胃肠道对苯巴比妥的吸收
   E. 抑制苯巴比妥与受体结合

108. 联合用药的效应可能是
   A. 使作用减弱,出现拮抗作用　　B. 拮抗作用皆对治疗不利
   C. 可能使作用增强,出现协同作用　　D. 协同作用皆对治疗有利
   E. 产生对治疗有利的拮抗或协同作用

109. 从药物方面说,影响药物作用的因素包括
   A. 给药剂量　　B. 给药时间　　C. 给药次数　　D. 给药途径　　E. 联合用药

110. 对于缺乏葡萄糖-6-磷酸脱氢酶的患者会诱发溶血的是
   A. 氯霉素　　B. 呋喃妥因　　C. 伯氨喹　　D. 维生素K　　E. 阿司匹林

111. 不同人对同一药物的反应常有差异,造成这种差异的主要原因是
   A. 精神因素　　B. 遗传因素　　C. 环境因素　　D. 肝肾功能　　E. 经济因素

112. 女性用药应特别注意
   A. 有些药物可使月经增多或孕妇流产　　B. 有些药物可通过胎盘而致畸胎

C. 有些药物可进入乳汁致乳儿中毒　　D. 有些药物可使女性发生男性化
E. 女性对药物反应更敏感

113. 正确选择药物用量的规律
A. 老年人用量应该大　　B. 小儿用量应该小　C. 孕妇体重增加,用量应增大
D. 营养不良者体重轻,用量应减少　　E. 对药物有高敏性者,用量应减少

114. 影响药物在血浆中浓度的因素是
A. 剂量　　B. 体内分布　　C. 与血浆蛋白结合率
D. 药物与受体的亲和力　　E. 清除率

115. 使药物从肾排泄减慢的情况是
A. 苯巴比妥与氯化铵合用　　B. 阿司匹林与碳酸氢钠合用
C. 青霉素 G 与丙磺舒合用　　D. 苯巴比妥与碳酸氢钠合用
E. 磺胺类药物与碳酸氢钠合用

116. 碱化尿液可以使以下哪些药物排泄加速
A. 苯巴比妥　　B. 水杨酸盐　　C. 吗啡
D. 山莨菪碱　　E. 磺胺类药物

117. 肾功能不良时
A. 经肾排泄的药物半衰期延长　　B. 经肾排泄的药物血浆蛋白结合率增高
C. 应避免使用损害肾的药物　　D. 应根据损害程度调整用药量
E. 应根据损害程度确定给药间隔时间

118. 药物对机体的影响可能包括
A. 改变机体的生理功能　　B. 改变机体的生化功能
C. 产生程度不等的不良反应　　D. 掩盖某些疾病症状
E. 产生新的功能活动

119. 关于同一药物,叙述正确的是
A. 在一定剂量范围内,剂量越大作用越强
B. 对于不同个体,相同的剂量可能引起不同的效应
C. 在不同性别的患者中,药物效应可能不同
D. 随着患者年龄的增长,用药剂量应相应增加
E. 小儿应用时,应根据体重计算用药剂量

二、名词解释

1. 后遗效应
2. 继发效应
3. 停药反应
4. 治疗指数
5. 受体激动剂
6. 部分受体激动剂
7. 受体拮抗剂
8. 首关消除

9. 肝肠循环
10. 生物利用度
11. 半衰期($t_{1/2}$)
12. 肝药酶抑制剂
13. 肝药酶诱导剂

三、简答题

1. 依据受体理论,解释突然停药产生反跳现象的原因。
2. 试述药物半衰期的临床意义。
3. 试述药酶诱导剂的临床意义。

## 【参考答案】

一、选择题

(一) A 型题

1. B  2. A  3. A  4. D  5. D  6. C  7. D  8. B  9. A  10. B  11. D  12. E  13. B  14. C
15. C  16. E  17. B  18. D  19. B  20. E  21. A  22. D  23. D  24. B  25. C  26. D  27. D
28. B  29. B  30. D  31. A  32. C  33. A  34. D  35. D  36. C  37. D  38. D  39. E  40. B
41. B  42. E  43. A  44. B  45. C  46. E  47. D  48. E  49. A  50. D  51. A  52. B  53. C
54. D  55. B  56. B

(二) B 型题

57. A  58. C  59. B  60. E  61. D  62. B  63. A  64. C  65. D  66. E  67. E  68. D
69. A  70. B  71. C  72. A  73. C  74. D  75. E  76. D  77. A  78. B  79. E  80. C  81. C
82. A  83. E  84. B  85. D  86. A  87. C  88. B  89. D  90. C  91. D  92. A  93. C  94. B
95. A  96. B  97. C  98. D

(三) X 型题

99. ABCDE  100. ABC  101. ABCDE  102. ABD  103. BDE  104. ACDE  105. ABCDE
106. ABCDE  107. AC  108. ACE  109. ABCDE  110. ABCDE  111. ABD  112. ABCD
113. BDE  114. ABCE  115. AC  116. ABE  117. ACDE  118. ABCD  119. ABCE

二、名词解释

1. 后遗效应指停药后血药浓度已降至最低有效浓度(阈浓度)以下时残存的药理效应。
2. 继发效应指药物发挥治疗作用后产生的不良后果,又称治疗矛盾。
3. 停药反应指突然停药后原有疾病病情的加剧。
4. 治疗指数指药物研究时用来表示药物安全性的指标,$TI = LD_{50}/ED_{50}$。此数值越大,表示有效剂量与中毒剂量(或致死剂量)间距离越大,越安全。
5. 受体激动剂指与受体有较强亲和力,又有较强内在活性的药物。
6. 部分受体激动剂指有较强的亲和力,但内在活性较弱,当其单独作用时呈现较弱的激动作用,而当有激动药存在时,则呈对抗其他激动药作用,这种药物称为受体的部分激动药。
7. 受体拮抗剂是与受体有较强亲和力,但无内在活性,即本身不引起生理效应,却能阻断激动药与受体结合的药物。

8. 口服给药,药物在到达体循环之前,经肠道、肠壁和肝脏的代谢分解,使进入体循环内的相对药量降低,这种现象称之为首关消除。

9. 肝肠循环是指在胆汁中排泄的药物或其代谢物在小肠中移动期间重新被吸收返回肝门静脉的现象。

10. 生物利用度是指药物经血管外给药后,药物被吸收进入血液循环的速度和程度的一种量度,它是评价药物吸收程度的重要指标。

11. 半衰期是血浆药物浓度下降一半所需时间。

12. 肝药酶抑制剂是凡能诱导药酶活性减弱或抑制药酶合成的药物称为药酶抑制剂,如氯霉素、对氨基水杨酸、异烟肼、保泰松等。

13. 肝药酶诱导剂是凡能诱导药酶活性增加或加速药酶合成的药物称为药酶诱导剂,如苯巴比妥、水合氯醛、苯妥英钠、利福平等。

### 三、简答题

1. 长期应用受体阻断药,可使受体的数目增多、亲和力增加或效应力增强,称为向上调节。例如长期应用β受体阻断药,可使β受体向上调节,一旦突然停药,因β受体数目增多而对体内的递质去甲肾上腺素产生强烈反应,可引起原有疾病加重。

2. 药物半衰期指血浆药物浓度下降一半所需的时间。在临床上依据药物半衰期,可确定给药间隔时间;可预计药物在体内消除的时间;可预计多次给药达到稳态血药浓度的时间。

3. 药酶诱导剂指能使肝药酶的活性增强或合成加速的药物,如苯巴比妥、苯妥英钠、利福平等,它可加速药物自身和其他药物的代谢。药酶诱导作用可解释连续用药产生的耐受性、交叉耐受性、药物相互作用、遗传差异、个体差异等。如苯巴比妥的药酶诱导作用很强,连续用药能加速自身的代谢,久用容易产生耐受性。临床上药酶诱导剂可降低合用药的血药浓度与药效。

## 【难点解析】

### 一、选择题

12. 副作用是在治疗剂量时出现的与治疗目的无关的作用。产生副作用的原因是药物的选择性低,作用广泛。药物的副作用是药物本身所固有的,是可预知的,但难以避免的。

13. 治疗指数是药物的半数致死量与药物半数有效量之比,以 $LD_{50}/ED_{50}$ 表示,是评价药物安全性大小的重要指标,数值越大,药物越安全。

15. 去甲肾上腺素和异丙肾上腺素都是肾上腺素受体激动剂;组胺是组胺受体激动剂,而5-羟色胺是5-HT受体激动剂;毛果芸香碱是胆碱受体激动剂,新斯的明是胆碱酯酶抑制剂,两者有一定的协同作用;间羟胺和异丙肾上腺素均为肾上腺素受体激动剂;乙酰胆碱是胆碱受体激动剂,而阿托品是胆碱受体阻断剂,两者有竞争性对抗作用。

17. 简单扩散为被动转运的一种。被动转运是指药物从高浓度一侧向低浓度一侧扩散转运的过程,其转运的主要动力是膜两侧的浓度差。被动转运的特点是不需要载体,不消耗能量,无饱和现象,药物之间没有竞争性抑制现象。

31. 药-时曲线下面积(AUC)反映在某段时间内进入体循环的药量,即药物的吸收程度。清除率和消除半衰期评价药物的消除速度和程度;药峰浓度用来评价药物的吸收;表观分布容积用来评价药物的分布。

35. 碱化尿液可使弱碱性药物的非解离型增加,解离型减少,重吸收增多,从而导致排泄减慢。弱酸性药物在碱性尿液中解离型增加,从而导致肾小管对其的重吸收减少,药物的排泄增加。碱性药物在酸性环境中解离多,药物大多呈离子态,而离子态的药物较难以通过肾小管管壁,所以被肾小管重吸收少,排出快。

51. 一般而言,影响药物吸收的因素包括药物方面如给药途径、剂型等,和机体方面如胃肠道的pH、胃排空、肠蠕动性、吸收面积大小、吸收部位的血流量等。故正确答案为A。

95~98. 机体在连续多次使用某些药物后反应性逐渐下降,需加大药物剂量才能显效,称为耐受性。反复使用麻黄碱会产生耐受性。具有依赖性潜力的药物连续使用后,机体对药物产生生理或心理上的依赖或需求,表现为强迫性的用药行为,称为药物依赖性(又可分为生理依赖性和精神依赖性)。吗啡有依赖性潜力,反复连续使用治疗剂量的吗啡后,用药者发生病态性嗜好而产生依赖性,包括精神依赖性和生理依赖性。长期应用化疗药物后病原体对药物敏感性降低甚至消失,称为耐药性。哌唑嗪是α受体阻断剂,具有首剂现象,首次给药会发生严重的直立性低血压等不良反应,首次使用剂量应减半。

105. 生物利用度指药物被机体吸收利用的程度和速度,是评价药物吸收程度的一个重要指标,是制剂的质量控制标准。绝对生物利用度是指血管外给药后药物吸收进入血液的量与给药剂量的比值。可分为绝对生物利用度和相对生物利用度。相对生物利用度主要用于比较两种制剂的吸收情况。

(阚 晶 杨宇清)

# 第二章 传出神经系统药物

## 【学习重点】

1. 传出神经系统的递质、受体及生理效应。
2. 毛果芸香碱的作用和用途，新斯的明的作用和应用，有机磷酸酯类中毒机制、表现和中毒的防治。
3. 阿托品的作用、用途、不良反应及禁忌证。
4. 山莨菪碱、东莨菪碱的作用特点和用途。
5. 琥珀胆碱、筒箭毒碱的作用和用途。
6. 肾上腺素、去甲肾上腺素、多巴胺、异丙肾上腺素的作用、用途、不良反应及禁忌证。
7. 间羟胺、麻黄碱、多巴酚丁胺的作用特点和临床应用。
8. 酚妥拉明、普萘洛尔、美托洛尔的作用、用途及不良反应。
9. 妥拉唑林、酚苄明、育亨宾、吲哚洛尔的作用特点和应用。

## 【学习指导】

1. 复习相关的生理学知识，了解传出神经系统的分类和功能，以及传出神经如何发挥作用。
2. 思考药物如何影响传出神经系统发挥作用。根据作用机制不同，对药物进行分类。
3. 以 M、N、α、β 受体为基础，将药物分为受体激动药和受体拮抗药，通过类比、对比、归纳、总结等方法学习药物的作用和用途。

一、选择题

（一）A 型题
1. 毛果芸香碱激动 M 受体可引起
 A. 支气管扩张　　　　　　B. 腺体分泌增加　　　　C. 胃肠道平滑肌兴奋性降低
 D. 心率增快　　　　　　　E. 以上都是
2. 毛果芸香碱对眼的作用是
 A. 瞳孔缩小，眼内压升高，调节痉挛　　　　　　B. 瞳孔缩小，眼内压降低，调节麻痹
 C. 瞳孔缩小，眼内压降低，调节痉挛　　　　　　D. 瞳孔散大，眼内压升高，调节麻痹
 E. 瞳孔散大，眼内压降低，调节痉挛
3. 有降低眼内压作用的药物是
 A. 肾上腺素　　　B. 琥珀胆碱　　　C. 阿托品　　　D. 毛果芸香碱　　　E. 丙胺太林
4. 关于碘解磷定的描述，正确的是
 A. 可以多种途径给药　　　　B. 不良反应比氯解磷定少　　　C. 可以与胆碱受体结合

D. 可以直接对抗体内聚集的乙酰胆碱的作用
E. 与磷酰化胆碱酯酶结合后,才能使酶活性恢复

5. 新斯的明禁用于
   A. 重症肌无力　　　　　　　　B. 支气管哮喘　　　　C. 尿潴留
   D. 术后肠麻痹　　　　　　　　E. 阵发性室上性心动过速

6. 有机磷酸酯类的毒理是
   A. 直接激动 M 受体　　　　　B. 直接激动 N 受体　　C. 易逆性抑制胆碱酯酶
   D. 难逆性抑制胆碱酯酶　　　E. 阻断 M、N 受体

7. 有机磷农药中毒属于烟碱样症状的表现是
   A. 呕吐、腹痛　　　　　　　　B. 出汗、呼吸道分泌增多　　C. 骨骼肌纤维震颤
   D. 呼吸困难、肺部出现啰音　　E. 瞳孔缩小、视物模糊

8. 胆碱酯酶抑制药不用于下列哪种情况
   A. 小儿麻痹后遗症　　　　　　B. 房室传导阻滞　　　C. 重症肌无力
   D. 术后尿潴留　　　　　　　　E. 术后肠蠕动乏力

9. 某患者 2 天前做下腹部手术后排尿困难,自感下腹胀痛,有轻微压痛感,确诊为术后尿潴留。除导尿外,宜选用
   A. 吗啡　　　B. 新斯的明　　C. 毒扁豆碱　　D. 毛果芸香碱　　E. 呋塞米

10. 患者,男,52 岁。误服敌敌畏 50 mL,大约 15 分钟后,患者出现呕吐,随后昏迷,检查:呼吸困难,血压 150/100 mmHg,瞳孔缩小,胸部肌肉出现颤动。除洗胃、碘解磷定治疗外,还应用何种药物抢救
    A. 新斯的明　　B. 毛果芸香碱　　C. 阿托品　　D. 酚妥拉明　　E. 毒扁豆碱

11. 下列哪项是有机磷杀虫药中毒的烟碱样表现
    A. 腹泻　　B. 支气管痉挛　　C. 血压升高　　D. 瞳孔缩小　　E. 出汗多

12. 青光眼患者应禁用的药物是
    A. 阿托品　　B. 甘露醇　　C. 毛果芸香碱　　D. 毒扁豆碱　　E. 新斯的明

13. 治疗胃肠绞痛应选用
    A. 毛果芸香碱　　B. 阿司匹林　　C. 阿托品　　D. 吗啡　　E. 后马托品

14. 麻醉前常皮下注射阿托品,其目的是
    A. 增强麻醉效果　　　　　　　B. 协助松弛骨骼肌　　C. 抑制中枢,稳定患者情绪
    D. 减少呼吸道腺体分泌　　　　E. 预防心动过缓、房室传导阻滞

15. 阿托品对眼的作用
    A. 扩瞳,降低眼内压,调节麻痹　　　B. 缩瞳,升高眼内压,调节麻痹
    C. 缩瞳,降低眼内压,调节麻痹　　　D. 扩瞳,升高眼内压,调节麻痹
    E. 扩瞳,降低眼内压,调节痉挛

16. 阿托品不具有下列哪种作用
    A. 松弛睫状肌　　　　　　　　B. 松弛瞳孔括约肌　　C. 调节麻痹,视近物不清
    D. 降低眼压　　　　　　　　　E. 瞳孔散大

17. 阿托品禁用于
    A. 肠痉挛　　B. 虹膜睫状体炎　　C. 溃疡病　　D. 青光眼　　E. 胆绞痛

18. 丙胺太林主要用于
A. 散瞳验光　　　　　　　　　　　B. 感染中毒性休克　　　　C. 胃和十二指肠溃疡
D. 缓慢性心律失常　　　　　　　　E. 麻醉前给药
19. 东莨菪碱的作用特点是
A. 兴奋中枢，增加腺体分泌　　　　B. 兴奋中枢，减少腺体分泌
C. 有中枢镇静作用，减少腺体分泌　D. 有中枢镇静作用，增加腺体分泌
E. 抑制心脏，减慢传导
20. 阿托品用于抗感染中毒性休克的主要原因是
A. 抗菌、抗毒素作用，消除休克的原因　B. 抗迷走神经，兴奋心脏，升高血压
C. 解除血管痉挛，改善微循环　　　　　D. 扩张支气管，缓解呼吸困难
E. 兴奋中枢，对抗中枢抑制
21. 具有较强胃酸分泌抑制作用的药物是
A. 山莨菪碱　　　B. 丙胺太林　　　C. 东莨菪碱　　　D. 后马托品　　　E. 哌仑西平
22. 下列哪种药中毒时可用阿托品进行治疗
A. 新斯的明　　　B. 卡比多巴　　　C. 东莨菪碱　　　D. 筒箭毒碱　　　E. 美卡拉明
23. 可用于治疗感染中毒性休克的药物是
A. 毒扁豆碱　　　B. 新斯的明　　　C. 东莨菪碱　　　D. 山莨菪碱　　　E. 后马托品
24. 麻醉前给药可用
A. 毛果芸香碱　　B. 贝那替嗪　　　C. 东莨菪碱　　　D. 后马托品　　　E. 毒扁豆碱
25. 治疗肾绞痛或胆绞痛可选用的药物是
A. 阿司匹林　　　B. 新斯的明　　　C. 哌替啶　　　　D. 阿托品　　　　E. 阿托品+哌替啶
26. 阿托品中毒时可用哪种药物治疗
A. 毒扁豆碱　　　B. 酚妥拉明　　　C. 东莨菪碱　　　D. 后马托品　　　E. 山莨菪碱
27. 阿托品的不良反应不包括
A. 口干　　　　　B. 大小便失禁　　C. 心率加快　　　D. 视物模糊　　　E. 皮肤干燥
28. 有中枢抑制作用的 M 胆碱受体阻断药是
A. 阿托品　　　　B. 山莨菪碱　　　C. 东莨菪碱　　　D. 丙胺太林　　　E. 后马托品
29. 阿托品对下列哪项平滑肌松弛作用最明显
A. 子宫平滑肌　　　　　　　　　　B. 胆管、输尿管平滑肌　　　C. 支气管平滑肌
D. 痉挛状态的胃肠道平滑肌　　　　E. 血管平滑肌
30. 与阿托品 M 受体阻断作用无关的是
A. 腺体分泌减少　　　　　　　　　B. 扩瞳　　　　　　　　　　C. 眼调节麻痹
D. 口干　　　　　　　　　　　　　E. 皮肤血管扩张
31. 滴鼻给药，治疗鼻塞的药物是
A. 去甲肾上腺素　B. 异丙肾上腺素　C. 麻黄碱　　　　D. 多巴酚　　　　E. 多巴酚丁胺
32. 对伴有心肌收缩力减弱及尿量减少的休克患者首选
A. 肾上腺素　　　B. 异丙肾上腺素　C. 多巴胺　　　　D. 阿托品　　　　E. 去甲肾上腺素
33. 肾上腺素不宜用于抢救
A. 心搏骤停　　　　　　　　　　　B. 过敏性休克　　　　　　　C. 支气管哮喘急性发作

D. 感染中毒性休克　　　　　　　　　　E. 以上都是

34. 抢救过敏性休克的首选药
A. 多巴胺　　　B. 去甲肾上腺素　　C. 肾上腺素　　　D. 麻黄碱　　　E. 间羟胺

35. 为延长局麻作用时间和防止局麻药吸收中毒,常在局麻药液中加少量
A. 去甲肾上腺素　　B. 肾上腺素　　C. 多巴胺　　D. 异丙肾上腺素　　E. 阿托品

36. 肾上腺素用量过大或静注过快易引起
A. 激动不安、震颤　　B. 心动过速　　C. 脑出血　　D. 心室颤动　　E. 以上都是

37. 下列哪项不是肾上腺素禁忌证
A. 高血压　　　　　　　　　　B. 心搏骤停　　　　　　　　　C. 充血性心力衰竭
D. 甲状腺功能亢进症　　　　　E. 糖尿病

38. 去甲肾上腺素使用时间过长或用量过大易引起
A. 兴奋不安、惊厥　　　　　　B. 心力衰竭　　　　　　　　　C. 急性肾功能衰竭
D. 心动过速　　　　　　　　　E. 心室颤动

39. 有关去甲肾上腺素的合成,下列哪项描述是错误的
A. 多巴胺脱羧生成去甲肾上腺素　　　B. 多巴在囊泡外生成多巴胺
C. 酪氨酸羟化酶使酪氨酸变成多巴　　D. 酪氨酸是合成去甲肾上腺素的前体
E. 去甲肾上腺素合成限速步骤是酪氨酸羟化酶反应

40. β受体激动药引起的效应是
A. 支气管平滑肌收缩　　　　　B. 心脏兴奋　　　　　　　　　C. 骨骼肌血管收缩
D. 糖原合成　　　　　　　　　E. 瞳孔缩小

41. 下述何药可诱发或加重支气管哮喘
A. 肾上腺素　　B. 普萘洛尔　　C. 妥拉唑林　　D. 酚妥拉明　　E. 甲氧明

42. 静脉注射治疗量后,可使心率加快、收缩压升高、舒张压降低、总外周阻力降低的是
A. 去甲肾上腺素　　B. 麻黄碱　　C. 肾上腺素　　D. 异丙肾上腺素　　E. 多巴胺

43. 过量最易引起心动过速、心室颤动的药物是
A. 肾上腺素　　B. 麻黄碱　　C. 去甲肾上腺素　　D. 多巴胺　　E. 间羟胺

44. 下列哪种药物剂量过大致血压下降时禁用肾上腺素
A. 苯巴比妥　　B. 氯丙嗪　　C. 吗啡　　D. 地西泮　　E. 水合氯醛

45. 下列有关多巴胺(DA)受体的描述中,正确的是
A. DA受体分布与α受体相同　　　　　B. DA受体激动时肾、肠系膜血管舒张
C. DA受体激动时肾、肠系膜血管收缩　　D. DA受体只存在于外周血管
E. DA受体激动时可引起帕金森综合征

46. 下列有关β受体的描述,哪一项正确
A. 心肌收缩力加强与支气管平滑肌舒张属 $\beta_1$ 效应
B. 心肌收缩力加强与支气管平滑肌舒张属 $\beta_2$ 效应
C. 心肌收缩力加强与血管平滑肌舒张属 $\beta_1$ 效应
D. 心肌收缩力加强与血管平滑肌舒张属 $\beta_2$ 效应
E. 血管与支气管平滑肌舒张属 $\beta_2$ 效应

47. $\beta_2$ 受体主要分布于

A. 皮肤、黏膜血管　　　　　　B. 支气管平滑肌和冠状血管　　C. 心脏
D. 瞳孔括约肌　　　　　　　　E. 唾液腺

48. 下列哪种反应与β受体激动无关
A. 血管舒张　　　B. 支气管舒张　　C. 心率加快　　D. 肾素分泌增加　　E. 瞳孔扩大

49. 去甲肾上腺素的常用给药方法是
A. 口服　　　　　B. 皮下注射　　　C. 静脉滴注　　D. 静脉注射　　　　E. 肌内注射

50. 对β₁受体激动作用强于β₂受体的药物是
A. 肾上腺素　　　B. 多巴酚丁胺　　C. 沙丁胺醇　　D. 可乐定　　　　　E. 麻黄碱

51. 高度房室传导阻滞并发心脏骤停的心跳复苏药是
A. 去甲肾上腺素　B. 酚妥拉明　　　C. 异丙肾上腺素　D. 毛果芸香碱　　E. 阿托品

52. 去甲肾上腺素减慢心率是由于
A. 兴奋β受体　　　　　　　　B. 兴奋α受体　　　　C. 直接负性频率
D. 抑制β受体　　　　　　　　E. 反射性兴奋迷走神经

53. 酚妥拉明能选择性地阻断
A. M受体　　　　B. N受体　　　　C. α受体　　　　D. β受体　　　　　E. DA受体

54. β肾上腺素受体阻断药可
A. 抑制胃肠道平滑肌收缩　　　B. 促进糖原分解　　　C. 加快心脏传导
D. 升高血压　　　　　　　　　E. 使支气管平滑肌收缩

55. 同时具有α和β受体阻断作用的药物是
A. 妥拉唑林　　　B. 酚妥拉明　　　C. 拉贝洛尔　　D. 普萘洛尔　　　　E. 哌唑嗪

56. 普萘洛尔降压机制不包括
A. 抑制肾素分泌　　　　　　　B. 明显降低血容量　　C. 中枢性降压
D. 抑制去甲肾上腺素释放　　　E. 降低心收缩力，减少心输出量

57. 关于β受体阻断剂应用的注意事项，下列哪项是错误的
A. 支气管哮喘患者忌用　　　　B. 窦性心动过缓忌用　　C. 心绞痛患者忌用
D. 房室传导阻滞患者忌用　　　E. 久用后突然停药,可引起停药反应

58. 非选择性β受体阻断剂主要的副作用是
A. 心悸　　　　　　　　　　　B. 诱发痛风　　　　　C. 低钾血症
D. 诱发支气管哮喘　　　　　　E. 氰化物中毒

59. 哪种药能使肾上腺素的升压效应翻转
A. 去甲肾上腺素　B. 多巴胺　　　　C. 异丙肾上腺素　D. 酚妥拉明　　　E. 普萘洛尔

60. 用普萘洛尔后,由于阻断了突触前膜上的β受体,可引起
A. 外周血管收缩　　B. 去甲肾上腺素释放增加　　C. 去甲肾上腺素释放无变化
D. 心率增加　　　　E. 去甲肾上腺素释放减少

61. 不属于β受体阻断药适应证的是
A. 心绞痛　　　　　　　　　　B. 快速型心律失常　　C. 高血压
D. 房室传导阻滞　　　　　　　E. 甲状腺功能亢进

62. 治疗外周血管痉挛性疾病可选用
A. β受体阻断药　　　　　　　B. α受体阻断药　　　　C. α受体激动药

D. β受体激动药  E. 多巴胺受体激动药

63. 普萘洛尔治疗心绞痛的主要药理作用是
A. 抑制心肌收缩力,减慢心率  B. 扩张冠脉  C. 减低心脏前负荷
D. 降低左室壁张力  E. 降低血容量

64. 普萘洛尔不具有的药理特性为
A. 选择性阻断 $\beta_1$ 受体  B. 膜稳定作用  C. 抑制肾素释放
D. 无内在拟交感活性  E. 易透过血脑屏障

(二) B型题

(65~67题共用备选答案)
A. 麻黄碱  B. 维拉帕米  C. 氟尿嘧啶  D. 奥美拉唑  E. 去甲肾上腺素

65. 影响神经递质储存和释放的药物是
66. 影响核酸代谢的药物是
67. 影响酶活性的药物是

(68~72题共用备选答案)
A. 激动 M 胆碱受体  B. 激动 N 胆碱受体  C. A、B 均激动
D. A、B 均不能激动  E. 激动 β 受体

68. 琥珀胆碱
69. 乙酰胆碱
70. 阿托品
71. 烟碱
72. 氯贝胆碱

(73~77题共用备选答案)
A. 胆碱酯酶  B. 胆碱乙酰化酶  C. 单胺氧化酶
D. 儿茶酚氧位甲基转移酶  E. 酪氨酸羟化酶

73. 在神经末梢胞质中使去甲肾上腺素灭活的酶是
74. 在肝、肾等组织中使去甲肾上腺素灭活的酶是
75. 合成乙酰胆碱的酶是
76. 去甲肾上腺素合成的限速酶是
77. 有机磷酸酯类抑制的酶是

(78~82题共用备选答案)
A. 哌仑西平  B. 山莨菪碱  C. 东莨菪碱  D. 丙胺太林  E. 后马托品

78. 对胃肠道平滑肌解痉作用强
79. 扩瞳作用强而时间短
80. 改善微循环作用强
81. 中枢镇静作用强
82. 抑制胃酸、胃蛋白酶分泌作用强

(83~86题共用备选答案)
A. 去氧肾上腺素  B. 氯甲酰胆碱  C. 对硫磷  D. 新斯的明  E. 毛果芸香碱

83. 主要激动 M 胆碱受体的药物是

84. 难逆性的胆碱酯酶抑制药是
85. 心血管系统作用类似于去甲肾上腺素的药物是
86. 可逆性胆碱酯酶抑制药是

(87~91题共用备选答案)

A. $\alpha_1$ 受体激动药　　　　　　B. $\alpha_1$ 受体阻断药　　　　C. $\beta_1$ 受体激动药
D. $\beta_1$ 受体阻断药　　　　　　E. M 受体阻断药

87. 多巴酚丁胺属于
88. 去氧肾上腺素属于
89. 哌唑嗪属于
90. 阿替洛尔属于
91. 丙胺太林属于

(92~95题共用备选答案)

A. 多巴胺　　　B. 异丙肾上腺素　　C. 沙丁胺醇　　D. 吗啡　　E. 麻黄碱

92. 支气管哮喘患者禁用的药物是
93. 可使肾血管扩张,肾血流量增加,且有排钠利尿作用的药物是
94. 可用于治疗心源性哮喘的药物是
95. 可用于治疗心脏收缩力减弱的休克的药物是

(96~100题共用备选答案)

A. $\alpha$ 受体　　B. $\beta_1$ 受体　　C. $\beta_2$ 受体　　D. M 受体　　E. N 受体

96. 瞳孔括约肌上的肾上腺素受体是
97. 瞳孔括约肌上的胆碱受体是
98. 心脏上的肾上腺素受体是
99. 骨骼肌运动终板上的胆碱受体是
100. 骨骼肌血管上的肾上腺素受体是

(101~104题共用备选答案)

A. 毛果芸香碱　　　　　　　　B. 阿托品　　　　　　　C. 新斯的明
D. 碘解磷定　　　　　　　　　E. 有机磷酸酯类

101. 过量可产生胆碱能危象的药物是
102. 具有缩瞳、降低眼压、调节痉挛的药物是
103. 可恢复胆碱酯酶活性的药物是
104. 属于难逆性抗胆碱酯酶药的是

(105~108题共用备选答案)

A. 毛果芸香碱　　B. 阿托品　　C. 新斯的明　　D. 有机磷酸酯类　　E. 琥珀胆碱

105. 主要阻断 M 受体
106. 可逆性抑制胆碱酯酶
107. 直接兴奋 M 受体
108. 除极化肌松药是

(109~110题共用备选答案)

A. 支气管哮喘　　B. 青光眼　　C. 外周血管痉挛　　D. 心律失常　　E. 重症肌无力

109. 酚妥拉明可用于治疗
110. 异丙肾上腺素可用于治疗

(111~112题共用备选答案)
A. 去甲肾上腺素　　B. 多巴胺　　C. 麻黄碱　　D. 肾上腺素　　E. 可乐定
111. 与利尿药合用治疗急性肾功能衰竭的药物是
112. 治疗上消化道出血应选用的药物是

(113~114题共用备选答案)
A. 新斯的明　　B. 毒扁豆碱　　C. 阿托品　　D. 碘解磷定　　E. 氯解磷定
113. 临床用于术后腹胀气与尿潴留效果好的药物是
114. 局部应用治疗青光眼,作用较毛果芸香碱强而持久的药物是

(115~118题共用备选答案)
A. 可乐定　　B. 哌唑嗪　　C. 普萘洛尔　　D. 琥珀胆碱　　E. 去甲肾上腺素
115. 对 $\beta$ 受体有阻断作用的药物是
116. 对 $\alpha_1$、$\alpha_2$ 受体均有激动作用的药物是
117. 对 $\alpha_1$ 受体有选择性阻滞作用的药物是
118. 对 $\alpha_2$ 受体有选择性激动作用的药物是

(119~122题共用备选答案)
A. 眼内压下降　　B. 休克　　C. 重症肌无力患者肌张力增加
D. 流涎、震颤和肌肉强直症状缓解　　E. 肌肉松弛
119. 毛果芸香碱可引起
120. 琥珀胆碱可引起
121. 新斯的明可引起
122. 东莨菪碱可引起

(123~126题共用备选答案)
A. 去甲肾上腺素可能出现的不良反应　　B. 肾上腺素可能出现的不良反应
C. 异丙肾上腺素可能出现的不良反应　　D. 哌唑嗪可能出现的不良反应
E. 普萘洛尔可能出现的不良反应
123. 哮喘
124. 局部组织坏死
125. 脑出血
126. 直立性低血压

(127~130题共用备选答案)
A. 毛果芸香碱　　B. 东莨菪碱　　C. 毒扁豆碱　　D. 丙胺太林　　E. 后马托品
127. 替代阿托品检查眼底宜用
128. 防晕止吐宜选
129. 青光眼宜选
130. 消化道溃疡及胃肠痉挛可用

(三) X型题
131. 毛果芸香碱的作用和用途包括

A. 心输出量减少　　　　　　　B. 胃肠道平滑肌松弛　　　C. 汗腺和唾液腺分泌增加

D. 适用于青光眼　　　　　　　E. 引起扩瞳

132. 有机磷酸酯类中毒的解救药有

A. 肾上腺素　　　B. 碘解磷定　　　C. 氯解磷定　　　D. 毛果芸香碱　　　E. 阿托品

133. 阿托品对平滑肌的作用特点包括

A. 对过度活动或痉挛的平滑肌松弛作用明显　　　B. 对支气管平滑肌松弛作用较强

C. 对胆道平滑肌松弛作用较弱　　　　　　　　　D. 对膀胱逼尿肌也有解痉作用

E. 可降低胃肠蠕动的幅度和频率

134. 阿托品一般不用于

A. 心源性休克　　　　　　　　B. 过敏性休克　　　　　　　C. 失血性休克

D. 疼痛性休克　　　　　　　　E. 感染中毒性休克

135. 阿托品救治有机磷酸酯类中毒的原则是

A. 尽早用药，先于碘解磷定　　　　　　B. 大量用药，直至阿托品化

C. 重症患者应与胆碱酯酶复活剂合用　　D. 反复持久用药，直至症状消失后 8~24 小时

E. 用胆碱酯酶复活剂后，应调整阿托品剂量

136. 能代替阿托品作为快速短效的扩瞳剂的药物是

A. 毛果芸香碱　　　　　　　　B. 去氧肾上腺素　　　　　　C. 去甲肾上腺素

D. 后马托品　　　　　　　　　E. 琥珀胆碱

137. 山莨菪碱主要用于治疗

A. 麻醉前给药　　　　　　　　B. 晕动病　　　　　　　　　C. 青光眼

D. 感染性休克　　　　　　　　E. 内脏平滑肌绞痛

138. 关于碘解磷定正确的是

A. 剂量过大本身也可抑制胆碱酯酶

B. 能使被有机磷酸酯类抑制的胆碱酯酶活性恢复

C. 与体内游离的有机磷酸酯类直接结合

D. 能迅速制止肌束颤动

E. 对乐果中毒疗效较好

139. 关于毒扁豆碱正确的是

A. 口服易吸收　　　　　　　　B. 滴眼引起缩瞳、眼压降低和调节麻痹

C. 对眼的作用较毛果芸香碱强而持久　　D. 易透过血脑屏障

E. 直接激动 M 胆碱受体

140. 中毒后出现瞳孔缩小的药物是

A. 吗啡　　　B. 阿托品　　　C. 去氧肾上腺素　　　D. 有机磷农药　　　E. 地高辛

141. 新斯的明禁用于

A. 阵发性室上性心动过速　　　　　　　B. 机械性肠梗阻、尿路梗阻

C. 支气管哮喘　　　　　　　　　　　　D. 手术后腹胀气和尿潴留

E. 琥珀胆碱中毒的解救

142. 胆碱能神经包括

A. 副交感神经的节前和节后纤维　　　　B. 交感神经的节前纤维

C. 支配汗腺分泌和骨骼肌血管舒张的交感神经节后纤维
D. 交感神经的节后纤维　　　　　　　E. 运动神经

143. 下列哪几组药物有可能发生竞争性拮抗作用
A. 组胺和苯海拉明　　　B. 肾上腺素和普鲁卡因　　　C. 毛果芸香碱和新斯的明
D. 阿托品和麻黄碱　　　E. 普萘洛尔和异丙肾上腺素

144. 拉贝洛尔的降压机制是
A. 非选择性β受体阻断作用　　　　　B. 神经节阻断作用
C. 选择性$\beta_2$受体阻断作用　　　　　D. $\alpha_1$受体阻断作用
E. 胆碱能神经阻断作用

145. 选择性的$\beta_1$受体阻断药是
A. 阿替洛尔　　　B. 吲哚洛尔　　　C. 噻吗洛尔　　　D. 美托洛尔　　　E. 普萘洛尔

146. 应用普萘洛尔时,应注意哪些问题
A. 久用不可突然停药　　　　　　　B. 支气管哮喘者忌用或慎用
C. 心脏传导阻滞者忌用　　　　　　D. 高血压者忌用
E. 剂量应个体化

147. 普萘洛尔的作用特点为
A. 非选择性地阻断β受体　　　　　B. 具有内在拟交感活性
C. 具有膜稳定作用　　　　　　　　D. 可抑制肾素释放
E. 口服生物利用度高

148. 普萘洛尔的禁忌证是
A. 重度或急性心衰　　　B. 重度房室传导阻滞　　　C. 心绞痛
D. 支气管哮喘　　　　　E. 窦性心动过缓

149. 以下对β受体阻断药的叙述哪些是正确的
A. 对正常人休息时心脏的作用较强　　B. 可抑制肾素释放
C. 普萘洛尔久用不可突然停药　　　　D. 重度房室传导阻滞者忌用
E. 高血压者忌用

150. 与普萘洛尔诱发或加重支气管哮喘无关的是
A. 促进肥大细胞释放组胺　　　　　B. 激动支气管平滑肌上的M受体
C. 激动支气管平滑肌上的β受体　　D. 诱发支气管黏膜水肿
E. 阻断支气管平滑肌上的$\beta_2$受体

151. 酚苄明的药理作用特点为
A. 选择性阻断$\alpha_1$受体　　　　　　B. 血管扩张作用强大、持久
C. 主要不良反应是体位性低血压　　D. 用于嗜铬细胞瘤的诊断及治疗
E. 用于心绞痛治疗

152. 下列哪些药可同时引起拟胆碱作用和组胺样作用
A. 间羟胺　　　B. 酚妥拉明　　　C. 酚苄明　　　D. 妥拉唑林　　　E. 吲哚洛尔

153. 酚妥拉明常见的不良反应是
A. 皮肤潮红　　　　　　B. 血压升高　　　　　C. 腹痛、呕吐和诱发溃疡病
D. 心率减慢　　　　　　E. 中枢兴奋引起失眠

## 第二章 传出神经系统药物

154. 异丙肾上腺素治疗支气管哮喘的原理是
  A. 激动支气管平滑肌上的 $β_2$ 受体  B. 阻断支气管平滑肌上的 M 受体
  C. 收缩支气管血管  D. 抑制过敏介质释放
  E. 阻断支气管平滑肌上的 N 受体

155. 异丙肾上腺素可以
  A. 与局部麻醉药配伍及用于局部止血  B. 口服用于控制支气管哮喘的急性发作
  C. 舌下给药、静脉滴注可治疗房室传导阻滞  D 心室内注射用于心脏骤停
  E. 气雾给药用于冠状动脉粥样硬化性心脏病（冠心病）

156. 儿茶酚胺类包括
  A. 肾上腺素  B. 异丙肾上腺素  C. 去甲肾上腺素
  D. 5-羟色胺  E. 组胺

157. 治疗支气管哮喘可选用
  A. 多巴胺  B. 右美沙酚  C. 肾上腺素  D. 哌替啶  E. 麻黄碱

158. 去甲肾上腺素能神经兴奋时
  A. 心脏兴奋  B. 瞳孔缩小  C. 皮肤、黏膜血管收缩
  D. 肾血管收缩  E. 肾上腺髓质分泌肾上腺素

159. 属内源性的拟肾上腺素药有
  A. 去甲肾上腺素  B. 多巴胺  C. 麻黄碱  D. 肾上腺素  E. 异丙肾上腺素

160. 去甲肾上腺素对心脏的作用是
  A. 收缩力增强  B. 心率加快，整体情况下变化不大或减慢
  C. 传导加速  D. 心输出量不增加或下降
  E. 大剂量可引起心律失常

161. 麻黄碱的特点包括
  A. 激动 α、β 受体，促进递质释放  B. 明显的中枢抑制作用
  C. 不易发生继发性血压下降现象  D. 作用弱而持久
  E. 可通过血脑屏障

162. 阿托品用于解救有机磷酸酯类农药中毒
  A. 必须足量、反复使用，必要时使患者达到"阿托品"化
  B. 只在严重中毒时才使用  C. 单独使用无效
  D. 能迅速制止骨骼肌震颤  E. 合用氯磷定时，应调整阿托品的剂量

163. 肾上腺素的药理作用包括
  A. 心率加快  B. 骨骼肌血管血流增加  C. 收缩压下降
  D. 促进糖原合成  E. 扩张支气管

164. 肾上腺素和异丙肾上腺素的共同适应证是
  A. 心律失常  B. 过敏性休克  C. 支气管哮喘
  D. 鼻黏膜和齿龈出血  E. 心搏骤停

165. 关于肾上腺素的叙述中，正确的是
  A. 口服无效  B. 皮下注射吸收远较肌内注射快
  C. 可被非神经细胞摄取  D. 可被去甲肾上腺素能神经末梢摄取

E. 易通过血脑屏障

166. 多巴胺对心血管系统的作用是
A. 激动 β₁ 受体,心收缩力增加
B. 激动 α 受体,血管收缩
C. 激动多巴胺受体,肾血流量增加
D. 激动多巴胺受体,舒张肾血管
E. 明显加快心率

167. 酚妥拉明的用途主要有
A. 外周血管痉挛性疾病
B. 感染中毒性休克
C. 嗜铬细胞瘤的诊断
D. 充血性心力衰竭
E. 局部浸润注射

168. 肾上腺素治疗过敏性休克的机制是
A. 激动 α 受体,支气管黏膜血管收缩
B. 激动 β₂ 受体,支气管平滑肌舒张
C. 激动 β₁ 受体,心率加快
D. 缓解呼吸困难
E. 兴奋中枢,使呼吸加深加快

169. 哪些药物不属于胆碱酯酶抑制剂
A. 阿托品
B. 毛果芸香碱
C. 新斯的明
D. 毒扁豆碱
E. 碘解磷定

170. 阿托品能解除有机磷酸酯中毒时的
A. M 样症状
B. 神经节兴奋症状
C. 部分中枢症状
D. N 样的肌肉震颤症状
E. 胆碱酯酶抑制状态

171. 多巴胺的作用为
A. 激动 M 受体
B. 激动 N 受体
C. 激动多巴胺受体
D. 增加肾血流量
E. 保钠利尿

172. 普萘洛尔用于治疗
A. 心律失常
B. 高血压
C. 甲状腺功能亢进
D. 糖尿病
E. 心绞痛

## 二、填空题

1. 传出神经系统包括_____和_____。
2. 胆碱能神经纤维包括_____、_____、_____和_____。
3. 毛果芸香碱能直接激动_____受体,对眼的作用是_____和_____。
4. 对 M、N 胆碱受体都有激动作用的药物是_____,主要激动 M 胆碱受体的药物是_____,主要激动 N 胆碱受体的药物是_____。
5. 新斯的明兴奋骨骼肌的作用机制为_____、_____、_____,临床可用于_____。
6. 麻醉前给阿托品的主要目的是_____。
7. 治疗胆绞痛和肾绞痛宜以_____和_____合用。
8. 氯琥珀胆碱的肌肉松弛作用以_____和_____部位最明显,其在体内可被_____和_____中的_____所水解。
9. 小剂量多巴胺主要激动_____受体,使肾、肠系膜、脑及冠脉血管扩张;大剂量时则可激动_____受体,使血管收缩。

10. 异丙肾上腺素的临床用途有 _____、_____、_____、_____。
11. 麻黄碱临床用途有_____、_____、_____。
12. 酚妥拉明对心脏的兴奋作用是由于_____和_____。
13. 长期应用 β 受体阻断药后突然停用可引起_____现象,其机制是_____,故停药时应采用_____。

### 三、简答题

1. 简述肾上腺素、异丙肾上腺素作为强效心脏兴奋药抢救心脏骤停的药理学基础。
2. 简述普萘洛尔的药理作用和临床应用。

### 四、处方分析

1. 患者,男,70岁,腹痛、腹泻5小时,诊断为急性胃肠炎。处方如下,试分析是否合理,为什么?

Rp：

阿托品片  0.3 mg×10片

　　用法：0.6 mg　口服　3次/天

诺氟沙星片  0.2 g ×24片

　　用法：0.4 g　口服　2次/天

2. 患者,男,40岁,既往有胃溃疡病史,近日左足及左小腿时有疼痛、发凉、怕冷、麻木感,严重时肌肉抽搐,不能行走,休息后症状减轻或消失。诊断为左足及其下肢血栓闭塞性脉管炎。处方如下,试分析处方是否合理,为什么?

Rp：

酚妥拉明注射剂　5 mg ×20支

　　　用法：10 mg　肌内注射　立即　必要时可重复给药

双氢麦角碱片　0.25 g ×40片

　　　用法：0.5 g　口服　3次/天

## 【参考答案】

### 一、选择题

**（一）A 型题**

1. B  2. C  3. D  4. E  5. B  6. D  7. C  8. B  9. B  10. C  11. C  12. A  13. C  14. D  15. D  16. D  17. D  18. C  19. C  20. C  21. E  22. A  23. D  24. C  25. E  26. A  27. B  28. C  29. D  30. E  31. C  32. C  33. D  34. C  35. B  36. E  37. B  38. C  39. A  40. B  41. B  42. D  43. A  44. B  45. B  46. E  47. B  48. E  49. C  50. B  51. C  52. E  53. C

54. E  55. C  56. B  57. C  58. D  59. D  60. E  61. D  62. B  63. A  64. A

(二) B 型题

65. A  66. C  67. D  68. D  69. C  70. D  71. B  72. A  73. C  74. D  75. B  76. E
77. A  78. D  79. E  80. B  81. C  82. A  83. E  84. C  85. A  86. D  87. C  88. A  89. B
90. D  91. E  92. D  93. A  94. D  95. A  96. A  97. D  98. D  99. D  100. C  101. C
102. A  103. D  104. E  105. B  106. C  107. A  108. E  109. C  110. A  111. B  112. A
113. E  114. B  115. D  116. E  117. D  118. D  119. A  120. E  121. C  122. D  123. E
124. A  125. B  126. D  127. E  128. D  129. A  130. D

(三) X 型题

131. ACD  132. BCE  133. ACDE  134. ABCD  135. ABCDE  136. BD  137. DE  138. ABCD
139. CD  140. AD  141. BCE  142. ABCE  143. AE  144. AD  145. AD  146. ABCE  147. ACD
148. ABDE  149. BCD  150. ABCD  151. BC  152. BD  153. AC  154. AD  155. CD  156. ABC
157. CE  158. ACDE  159. ABD  160. ABCDE  161. ACDE  162. AE  163. ABE  164. CE
165. ACD  166. ABCD  167. ABCDE  168. ABD  169. ABE  170. ABC  171. CD  172. ABCE

## 二、填空题

1. 自主神经,运动神经系统

2. 运动神经纤维,交感和副交感神经节前纤维,副交感神经节后纤维,极少数交感神经节后纤维(支配汗腺和骨骼肌血管),支配肾上腺髓质的交感神经纤维

3. M,缩瞳、降眼压,调节痉挛

4. 乙酰胆碱,毛果芸香碱,烟碱

5. 抑制胆碱酯酶,直接激动 $N_2$ 受体,促进神经末梢释放乙酰胆碱,重症肌无力

6. 抑制腺体分泌

7. 阿托品,麻醉性镇痛药

8. 颈部,四肢,血液,肝脏,假性胆碱酯酶

9. 外周 DA,$\alpha$

10. 控制支气管哮喘急性发作,治疗二度、三度房室传导阻滞,用于心搏骤停,抗低排高阻型休克

11. 预防支气管哮喘发作或轻症治疗,治疗鼻黏膜充血,控制腰麻引起的血压状态、荨麻疹和血管神经性水肿

12. 由于血压下降反射性使交感神经兴奋,阻断去甲肾上腺素能神经突触前膜 $\alpha_2$ 受体,促进去甲肾上腺素释放

13. 反跳,向上调节,逐渐减量再停药

## 三、简答题

1. 肾上腺素与异丙肾上腺素对心脏的 $\beta_1$ 受体有很强的激动作用,可加强心肌收缩力、加快传导、加快心率,使心输出量增加;同时它们又可激动冠状血管的 $\beta_2$ 受体,使冠脉血流量增加,心肌供血供氧量增加。上述作用即它们作为强效心脏兴奋药抢救心脏骤停的药理学基础。

2. 普萘洛尔的药理作用和临床应用如下:

药理作用:阻断心脏 $\beta_1$ 受体,使心肌收缩力减弱、传导减慢、心率减慢、心输出量减少、心肌耗氧量减少;阻断血管平滑肌的 $\beta_2$ 受体,使骨骼肌、肝、肾等血管的血流量减少。

临床用途：治疗快速型心律失常、高血压、典型心绞痛，缓解甲亢时的心血管兴奋症状等。

### 四、处方分析

1. 分析：此处方属不合理用药。原因：①患者是70岁男性患者，其肝肾功能已降低，每次口服0.6 mg阿托品及0.4 mg诺氟沙星，剂量均偏大；②老年男性患者很可能有前列腺增生肥大致排尿不畅现象，而阿托品可松弛泌尿道平滑肌，会加重上述症状。应改用山莨菪碱或654-2，后两者对胃肠道平滑肌解痉作用选择性高，较安全可靠。

2. 分析：此处方属不合理用药。原因：患者原有溃疡病史，而酚妥拉明的组胺样作用可诱发、加重溃疡，所以该患者应避免使用酚妥拉明。可换用其他扩血管药，如2.5%硫酸镁100 mL，缓慢静脉滴注，1次/日，15日为1个疗程。

## 【难点解析】

### 一、选择题

8. 胆碱酯酶抑制药可抑制胆碱酯酶，使突触间乙酰胆碱堆积，激动M、N受体。激动心脏M受体，心率减慢，房室传导减弱，故不能用于房室传导阻滞。激动M受体，胃肠道、膀胱收缩加强，用于术后尿潴留和肠蠕动乏力。激动$N_2$受体，骨骼肌收缩加强，可用于重症肌无力及小儿麻痹后遗症。

9. 新斯的明为可逆性胆碱酯酶抑制药，使突触间乙酰胆碱堆积，激动M受体，膀胱逼尿肌收缩，括约肌舒张，用于术后尿潴留。毒扁豆碱也是可逆性胆碱酯酶抑制药，但毒性大，仅用于眼科。毛果芸香碱激动M受体，对眼睛和腺体作用强。呋塞米为强效利尿药，对膀胱无作用。吗啡可提高膀胱括约肌的张力，导致尿潴留。

10. 敌敌畏为有机磷酸酯类农药，难逆性胆碱酯酶抑制剂，使乙酰胆碱堆积，产生M、N样作用。该患者出现昏迷，为重度中毒。阿托品为M受体阻断剂，大剂量可阻断$N_1$受体，可迅速缓解敌敌畏M症状及部分缓解中枢系统症状。毛果芸香碱为M受体激动剂，新斯的明和毒扁豆碱为可逆性的胆碱酯酶抑制药，可加重敌敌畏的中毒症状。酚妥拉明为α受体阻断药，可扩张血管，降低血压，对M、N样及中枢症状无缓解作用。

11. $N_1$受体兴奋时，因心血管系统交感神经占主导地位，表现为心率加快、房室传导加强、心肌收缩力增加，血压升高。出汗多、瞳孔缩小、支气管痉挛及腹泻均为激动M受体症状。

13. 阿托品为非选择性M受体阻断药，对内脏平滑肌痉挛有很强的解痉作用。但阿托品对胆绞痛及肾绞痛疗效较差，常合用吗啡类镇痛药。后马托品为阿托品合成代用品，用于眼科。吗啡虽有较强的镇痛作用，但兴奋胃肠道平滑肌。阿司匹林对慢性钝痛效果好，对内脏绞痛无效。毛果芸香碱，为M受体激动剂，对眼和腺体作用强。

34. 肾上腺素激动α、$β_1$、$β_2$受体，兴奋心脏、升高血压、舒张支气管、抑制组胺等过敏物质释放，为抢救过敏性休克的首选药。间羟胺、去甲肾上腺素用于早期神经源性休克及药物中毒引起的休克。麻黄碱作用与肾上腺素相似，但作用弱，仅用于防治某些低血压状态。多巴胺用于心功能减弱，尿量减少的休克。

42. 异丙肾上腺素是β受体激动药，其药理作用有心率加快，加速心脏传导，舒张骨骼肌血管。小剂量时，收缩压升高、舒张压下降；大剂量时，收缩压、舒张压均下降。

44. 氯丙嗪通过阻断外周α受体引起血压下降。肾上腺素激动α受体，但同时激动外周$β_2$受体,引起骨骼肌血管扩张,总体外周阻力减小,血压降低,因此不能抢救氯丙嗪引起的血压下降。

50. 多巴酚丁胺主要激动 $\beta_1$ 受体,沙丁胺醇主要激动 $\beta_2$ 受体,肾上腺素为 $\alpha$、$\beta$ 受体激动药,可乐定为 $\alpha$ 受体激动药,麻黄碱具有直接激动 $\alpha$、$\beta$ 受体的作用。

56. 普萘洛尔的主要降压机制为:阻断心肌 $\beta_1$ 受体,减慢心率,降低心肌收缩力,心排出量减少;阻断肾脏的 $\beta_1$ 受体,肾素分泌减少;阻断去甲肾上腺素能神经末梢突触前膜的 $\beta_2$ 受体,抑制其正反馈而减少去甲肾上腺素释放;阻断中枢 $\beta$ 受体,抑制交感中枢。

57. $\beta$ 受体阻断药为抗心绞痛主要药物之一,但变异型心绞痛禁用。阻断了 $\beta_1$ 受体,心率减慢,房室传导减弱,故心脏传导阻滞及窦性心动过缓者忌用 $\beta$ 受体阻断药。长期用 $\beta$ 受体阻断药,由于受体的上调现象,增加了 $\beta$ 受体数目及亲和力,突然停药,可引起反跳现象。阻断了 $\beta_2$ 受体,可使支气管收缩,支气管哮喘患者忌用。

59. 肾上腺素可激动 $\alpha$、$\beta_1$、$\beta_2$ 受体,使血压升高。预先用 $\alpha$ 受体阻断药,选择性地阻断了与血管收缩有关的 $\alpha$ 受体,使引起血管舒张的 $\beta_2$ 受体作用充分表现出来,使肾上腺素的升压作用转为降压作用。

123~126. 去甲肾上腺素静脉滴注浓度过大、时间过长或药液外漏,均可使局部血管强烈收缩,引起局部组织缺血坏死;肾上腺素剂量过大或给药过快,可引起心律失常和血压剧增导致脑出血;哌唑嗪可引起直立性低血压;普萘洛尔可诱发或加重哮喘。

127~130. 后马托品是阿托品人工合成的代用品,作用短,视力恢复比阿托品快,故适合做眼底检查散瞳用药;东莨菪碱产生的镇静催眠及抑制胃肠蠕动等作用,均有利于缓解晕动病患者的头晕、恶心、呕吐等症状;毛果芸香碱是 M 胆碱受体激动剂,激动瞳孔括约肌(环状肌)上的 M 受体,使虹膜向中心拉紧,根部变薄,前房角间隙变大,房水易进入静脉,眼内压降低,青光眼的症状得以缓解;丙胺太林是季胺类解痉药,用于胃肠道痉挛和消化道溃疡。

161. 麻黄碱是 $\alpha$、$\beta$ 受体激动药,可促进肾上腺素能神经末梢释放去甲肾上腺素,口服易吸收,可通过血脑屏障,拟肾上腺素作用弱而持久;中枢兴奋作用较肾上腺素强;易产生快速耐受性。

162. 阿托品用于解救有机磷酸酯类农药中毒,可对症治疗减轻中毒症状。除一般对症治疗,如吸氧、人工呼吸、补液处理外,必须及早、足量、反复地注射阿托品以缓解中毒症状。阿托品是 M 受体阻断药,因此不能迅速制止骨骼肌震颤。氯解磷定复活胆碱酯酶的作用较强,当胆碱酯酶复活后,机体恢复对阿托品的敏感性,易发生阿托品中毒,故两类药合用时,应减少阿托品的剂量。

167. 酚妥拉明除阻断 $\alpha_1$ 受体外,还直接松弛血管平滑肌,导致血管舒张,改善微循环,使外周阻力降低,减轻心脏负荷,故可用于外周血管痉挛性疾病、抗休克及充血性心力衰竭的治疗。此外酚妥拉明还能对抗嗜铬细胞瘤患者血中肾上腺素的作用,产生显著的降压效果,故可用于嗜铬细胞瘤的诊断。另外其可以局部浸润注射,拮抗注射去甲肾上腺素时药液外漏引起的血管强烈收缩。

168. 肾上腺素激动血管 $\alpha$ 受体,产生缩血管作用,使血压升高;收缩支气管黏膜血管,减轻黏膜充血水肿;激动支气管平滑肌上 $\beta_2$ 受体,使支气管扩张,缓解呼吸困难。因而,肾上腺素是过敏性休克的首选药之一。

170. 阿托品用于有机磷酸酯类农药中毒的目的是迅速解除 M 样症状,大剂量尚可缓解神经节兴奋症状和部分中枢症状。但本品对 $N_2$ 受体兴奋所致的肌震颤及胆碱酯酶抑制状态无对抗作用。

(阚　晶　杨宇清)

# 第三章 麻醉药

## 【学习重点】

1. 局麻药的作用机制,常用的局麻方法,普鲁卡因、利多卡因、丁哌卡因、丁卡因的作用特点和临床应用。

2. 全麻药的作用机制,常用的全麻方法,氧化亚氮、硫喷妥钠、乙醚、氯胺酮、氟烷的作用特点和临床应用。

## 【学习指导】

结合解剖学知识,掌握蛛网膜下腔麻醉和硬脊膜外腔麻醉的特点。

一、选择题

(一) A 型题

1. 应做皮试的局麻药是
   A. 丁卡因　　　　B. 利多卡因　　　C. 普鲁卡因　　　D. 丁哌卡因　　　E. 都不做
2. 普鲁卡因应避免与哪种药一起合用
   A. 磺胺类　　　　B. 新斯的明　　　C. 地高辛　　　　D. 洋地黄毒苷　　E. 以上都是
3. 丁卡因不宜用于
   A. 硬膜外麻醉　　B. 浸润麻醉　　　C. 传导麻醉　　　D. 表面麻醉　　　E. 腰麻
4. 为延长局麻药的作用时间,减少中毒,常在局麻药中加入适量
   A. 去甲肾上腺素　B. 异丙肾上腺素　C. 多巴胺　　　　D. 肾上腺素　　　E. 阿托品
5. 为预防腰麻引起的血压下降,最好先肌内注射
   A. 肾上腺素　　　B. 去甲肾上腺素　C. 麻黄碱　　　　D. 异丙肾上腺素　E. 以上均不宜
6. 既可用于局麻又可用于心律失常的药物是
   A. 普鲁卡因　　　B. 利多卡因　　　C. 丁卡因　　　　D. 丁哌卡因　　　E. 以上都不能
7. 患者,男,32 岁,因上颌积液需经鼻腔行上颌窦穿刺治疗,该选用哪种药物进行表面麻醉
   A. 硫喷妥钠　　　B. 普鲁卡因　　　C. 利多卡因　　　D. 丁卡因　　　　E. 乙醚
8. 下列关于局麻药的错误叙述是
   A. 局麻作用是可逆的　　　　　　　　B. 只能抑制感觉神经纤维
   C. 可使动作电位降低,传导减慢　　　D. 阻滞细胞膜 $Na^+$ 通道
   E. 敏感性与神经纤维的直径(粗细)成反比
9. 可用于各种局麻方法的局麻药是
   A. 普鲁卡因　　　B. 丁卡因　　　　C. 利多卡因　　　D. 丁哌卡因　　　E. 普鲁卡因胺

10. 局麻药的作用机制是
    A. 在细胞膜内侧阻断 $Na^+$ 通道　　　　　　B. 在细胞膜外侧阻断 $Na^+$ 通道
    C. 在细胞膜内侧阻断 $Ca^{2+}$ 通道　　　　　D. 在细胞膜外侧阻断 $Ca^{2+}$ 通道
    E. 阻断 $K^+$ 外流

11. 浸润麻醉时,在局麻药中加入少量肾上腺素的目的是
    A. 减少吸收中毒,延长局麻时间　　B. 抗过敏　　　　　　C. 预防心脏骤停
    D. 预防术中低血压　　　　　　　　E. 用于止血

12. 普鲁卡因一般不用于
    A. 蛛网膜下腔麻醉　　　　　　　　B. 硬膜外麻醉　　　　C. 传导麻醉
    D. 浸润麻醉　　　　　　　　　　　E. 表面麻醉

13. 蛛网膜下腔麻醉时合用麻黄碱的目的是
    A. 预防麻醉时出现低血压　　　　　B. 延长局麻时间　　　C. 缩短起效时间
    D. 防止中枢抑制　　　　　　　　　E. 防止过敏反应

14. 丁卡因最常用于
    A. 浸润麻醉　　B. 蛛网膜下腔麻醉　　C. 传导麻醉　　D. 硬膜外麻醉　　E. 表面麻醉

15. 普鲁卡因在体内的主要消除途径是
    A. 经肝药酶代谢　　　　　　　　　B. 从胆汁排泄　　　　C. 以原形从肾小球滤过排出
    D. 以原形从肾小管分泌排出　　　　E. 被血浆假性胆碱酯酶水解灭活

16. 在炎症或坏死组织中局麻药的作用有哪种变化
    A. 作用完全消失　　　　　　　　　B. 作用增强　　　　　C. 作用减弱
    D. 作用时间延长　　　　　　　　　E. 作用不受影响

17. 具有分离麻醉作用的全麻药是
    A. 硫喷妥钠　　B. 麻醉乙醚　　　　C. 氟烷　　　　D. 氯胺酮　　　　E. 氧化亚氮

18. 可引起呼吸抑制、喉痉挛和支气管痉挛的全麻药是
    A. 麻醉乙醚　　B. 氧化亚氮　　　　C. 氟烷　　　　D. 氯胺酮　　　　E. 硫喷妥钠

19. 肌肉松弛较完全的全麻药是
    A. 麻醉乙醚　　B. 氧化亚氮　　　　C. 氯胺酮　　　D. 硫喷妥钠　　　E. 氟烷

20. 可引起肝损伤的全麻药是
    A. 氯胺酮　　　B. 氟烷　　　　　　C. 硫喷妥钠　　D. 麻醉乙醚　　　E. 氧化亚氮

21. 常用于神经安定镇痛术配伍的药物是
    A. 苯巴比妥+芬太尼　　　　　　　B. 普鲁卡因+芬太尼　　C. 琥珀胆碱+芬太尼
    D. 氟哌利多+芬太尼　　　　　　　E. 氯丙嗪+芬太尼

22. 可增加心肌对儿茶酚胺敏感性,诱发心律失常的全麻药是
    A. 氟烷　　　　B. 麻醉乙醚　　　　C. 氯胺酮　　　D. 氧化亚氮　　　E. 硫喷妥钠

23. 氧化亚氮吸入,迅速进入外科麻醉期称为
    A. 麻醉前给药　B. 基础麻醉　　　　C. 分离麻醉　　D. 诱导麻醉　　　E. 神经安定麻醉

24. 下列对氟烷错误的叙述是
    A. 化学性质不稳定　　　　　　　　B. 肌松及镇痛作用强　　C. 子宫平滑肌松弛
    D. 麻醉作用快而强,苏醒期短　　　E. 呼吸道刺激性小

25. 下列对乙醚错误的叙述是
A. 有特殊臭味,易燃,易氧化　　　　B. 安全范围较大　　　C. 麻醉诱导期和苏醒期短
D. 对心、肝、肾毒性小　　　　　　　E. 骨骼肌松弛作用较强

26. 下列关于全麻药叙述错误的项是
A. 氧化亚氮的麻醉作用快而较弱,骨骼肌松弛不完全
B. 硫喷妥钠麻醉作用快而短,骨骼肌松弛不完全
C. 麻醉乙醚的麻醉作用较强,诱导期长,骨骼肌松弛较完全
D. 氯胺酮麻醉作用起效慢,镇痛作用弱,维持时间长
E. 氟烷麻醉作用快而强,肌松差

(二) B 型题
(27~30 题共用备选答案)
A. 普鲁卡因　　　B. 丁卡因　　　C. 利多卡因　　　D. 丁哌卡因　　　E. 麻黄碱

27. 应避免与磺胺类药同时应用的麻醉药物是
28. 局麻作用最强,可用于表面麻醉的药物是
29. 相对毒性最大的局麻药是
30. 可用于治疗室性心律失常的局麻药是

(31~32 题共用备选答案)
A. 为延长局麻药作用时间采用的措施　　B. 为减少局麻药不良反应采用的措施
C. A、B 均是　　　D. A、B 均不是　　　E. 为降低血压所采用的措施

31. 增加局麻药剂量是
32. 加用缩血管药是

(33~34 题共用备选答案)
A. 氟烷　　　B. 氧化亚氮　　　C 硫喷妥钠　　　D 麻醉乙醚　　　E. 氯胺酮

33. 属于非巴比妥类的静脉麻醉药是
34. 麻醉作用快、短,易引起呼吸抑制的静脉麻醉药是

(三) X 型题
35. 可用于表面麻醉的药物是
A. 利多卡因　　　B. 普鲁卡因　　　C. 丁卡因　　　D. 丁哌卡因　　　E. 以上都是

36. 局麻药过量的不良反应是
A. 心肌收缩力增强　　B. 呼吸肌麻痹　　C. 血压下降　　D. 心脏传导减慢　　E. 以上都是

37. 局麻药中毒的原因有
A. 剂量过大　　　　　　　　　B. 药物误注入血管　　　C. 注射部位血管丰富
D. 加少量肾上腺素　　　　　　E. 腰麻时体位不当

38. 丁哌卡因可用于
A. 浸润麻醉　　　　　　　　　B. 表面麻醉　　　　　　C. 传导麻醉
D. 蛛网膜下腔麻醉　　　　　　E. 硬膜外麻醉

39. 影响局麻药作用的因素是
A. 体液的 pH　　　　　　　　 B. 血管收缩药　　　　　C. 肾排泄速度
D. 药物浓度　　　　　　　　　E. 局麻药与血浆蛋白结合率

40. 属于酰胺类的局麻药是
   A. 普鲁卡因　　　B. 丁卡因　　　C. 利多卡因　　　D. 丁哌卡因　　　E. 苯佐那酯
41. 蛛网膜下腔麻醉常选用的局麻药是
   A. 普鲁卡因　　　B. 丁卡因　　　C. 利多卡因　　　D. 丁哌卡因　　　E. 苯佐那酯

二、填空题

1. 局麻药的应用方法有 _____、_____、_____、_____ 及 _____。

2. 与普鲁卡因比较,丁卡因的穿透力 _____,但毒性 _____,故一般不用于 _____ 麻醉。

3. 用于表面麻醉的局部麻醉药要求具有 _____ 性,常用药物有 _____ 和 _____。

4. 常用局麻药可分为 _____ 和 _____,前者有 _____、_____、_____、_____。

5. 在局麻药作用下 _____ 先消失,其次是 _____、_____ 和 _____。

6. 常用的复合麻醉方法有 _____、_____、_____、_____ 和 _____。

7. 静脉麻醉药与吸入麻醉药相比,其优点是 _____。主要缺点是 _____。

三、简答题

1. 试述局麻药的药理作用及不良反应。
2. 分析影响吸入麻醉药作用的因素有哪些。
3. 分析在盐酸丁卡因溶液中加入肾上腺素是否合理?目的是什么?

## 【参考答案】

一、选择题

（一）A 型题

1. C　2. A　3. B　4. D　5. C　6. B　7. D　8. B　9. C　10. A　11. A　12. E　13. A　14. E　15. E　16. C　17. D　18. E　19. A　20. B　21. D　22. A　23. D　24. B　25. C　26. D

（二）B 型题

27. A　28. B　29. B　30. C　31. D　32. C　33. E　34. C

（三）X 型题

35. ACD　36. BCD　37. ABCE　38. ACE　39. ABD　40. CD　41. ABC

二、填空题

1. 表面麻醉,浸润麻醉,传导麻醉,腰麻,硬膜外麻醉
2. 强,大,浸润
3. 穿透,丁卡因,利多卡因

4. 酯类,酰胺类,普鲁卡因,丁卡因,利多卡因,丁哌卡因
5. 痛觉,冷觉,温觉,触觉,压觉
6. 麻醉前给药,诱导麻醉,基础麻醉,合用肌松药,神经安定镇痛术
7. 无(诱导)期的各种不适,对(呼吸道)无刺激性;不如吸入麻醉药易于掌握(麻醉深度)

### 三、简答题

1. 局麻药在低浓度时就能阻断感觉神经冲动的发生和传导,较高浓度对神经系统的各部分和各种类型的神经纤维都有阻断作用。使神经纤维兴奋阈升高,传导速度减慢,动作电位幅度降低,最后完全失去产生动作电位的能力,产生局麻作用。局麻药吸收后可引起中枢神经系统先兴奋,后由过度兴奋转为抑制;局麻药对心血管系统有抑制作用,可降低心肌兴奋性,传导减慢,大多数局麻药使小动脉扩张;局麻药尚可引起过敏反应。

2. 吸入麻醉药的作用强度与其脂溶性成正比。起效及持续时间与其在肺泡的浓度、肺通气量、肺血流量以及血/气分配系数有关。

3. 合理。可延长作用持续时间,减少急性毒性反应的发生。

## 【难点解析】

### 一、选择题

2. 对氨苯甲酸能减弱磺胺药的抑菌效力,故某些含有对氨苯甲酰基的局部麻醉药,如普鲁卡因、苯佐卡因、丁卡因,不宜与磺胺合用。

16. 局麻药在体内有 $RNH^+$ 和 RH 两种存在形式。RH 脂溶性高,易进入细胞发挥局麻作用。当细胞外液 pH 降低时,能透过细胞膜的非离子型减少,局麻效果降低。如炎症和坏死组织中,体液 pH 呈酸性,局麻效果减弱。

(阚 晶 杨宇清)

# 第四章 镇静催眠药

## 【学习重点】

地西泮(安定)、艾司唑仑的药理作用、临床应用及不良反应;其他苯二氮䓬及巴比妥类药物的作用特点和应用。

## 【学习指导】

复习睡眠的生理知识,了解快动眼睡眠时相和慢动眼睡眠时相的特点和意义,在此基础上学习镇静催眠药对睡眠的影响。

一、选择题

(一) A 型题

1. 以下哪一点不是苯二氮䓬类药的共同作用
  A. 抗焦虑　　　　B. 镇静催眠　　　　C. 抗惊厥　　　　D. 中枢性肌松作用　　　　E. 麻醉
2. 剂量加大一般仍无麻醉作用的药是
  A. 硫喷妥钠　　　B. 巴比妥类　　　　C. 苯二氮䓬类　　D. A + B　　　　　　E. B + C
3. 常用于癫痫持续状态,起效快、安全范围大、静脉注射的药是
  A. 地西泮　　　　B. 三唑仑　　　　　C. 氟西泮　　　　D. 艾司唑仑　　　　　E. 苯巴比妥钠
4. 以下哪一点是苯二氮䓬类药的主要不良反应
  A. 嗜睡　　　　　B. 抑制呼吸　　　　C. 支气管哮喘　　D. 心律失常　　　　　E. 白细胞减少
5. 苯二氮䓬类药的作用机制是
  A. 稳定神经细胞膜　　　　　　　　　B. 兴奋中枢的多巴胺受体
  C. 阻断中枢的多巴胺受体　　　　　　D. 抑制脑干网状结构上行激活系统的传导功能
  E. 增强脑内 γ - 氨基丁酸(GABA)的作用
6. 引起巴比妥类药疗效下降的原因是
  A. 本品是药酶抑制剂　　　　　　　　B. 本品的化学性质不稳定
  C. 本品是药酶诱导剂　　　　　　　　D. 给药方法不正确
  E. 给药剂量不正确
7. 为促进巴比妥类药的排泄,可采取
  A. 静脉滴注碳酸氢钠　　　　　　　　B. 口服硫酸镁导泻　　　　C. 静脉滴注硫酸镁
  D. 口服大剂量维生素 C　　　　　　　E. 肌内注射阿托品
8. 巴比妥类药中毒死亡的主要原因是

A. 肾功能衰竭　　　　　B. 心律失常　　　　　C. 呼吸抑制　　　　　D. 过敏性休克　　　　E. 严重肝损害
9. 苯巴比妥不具有下列哪项作用
A. 镇静　　　　　　　B. 催眠　　　　　　　C. 镇痛　　　　　　　D. 抗惊厥　　　　　　E. 抗癫痫
10. 地西泮无下列哪一特点
A. 口服安全范围较大　　　　　　　　　　B. 其作用是间接通过 GABA 实现
C. 长期应用可产生耐受性　　　　　　　　D. 大剂量对中枢有抑制作用
E. 为典型的药酶抑制剂
11. 焦虑引起的失眠症宜用
A. 巴比妥　　　　　　B. 苯妥英钠　　　　　C. 水合氯醛　　　　　D. 地西泮　　　　　　E. 氯丙嗪
12. 苯二氮䓬类药物抗惊厥作用的机制是
A. 增加 Cl⁻ 通道开放的时间　　　　　　　B. 加强大脑皮质的抑制过程
C. 激动 GABA 受体　　　　　　　　　　D. 使骨骼肌松弛
E. 增加 Cl⁻ 通道开放频率
13. 关于地西泮的体内过程,下列错误的是
A. 肌内注射吸收慢而不规则　　　　　　　B. 代谢产物去甲地西泮也有活性
C. 与血浆蛋白结合率高达 98%　　　　　　D. 肝功能障碍时半衰期延长
E. 可经乳汁排泄
14. 有关地西泮的叙述,哪项是不正确的
A. 口服比肌内注射吸收迅速　　　　　　　B. 口服治疗量对呼吸及循环影响小
C. 能治疗癫痫持续状态　　　　　　　　　D. 较大剂量可引起全身麻醉
E. 其代谢产物也有活性
15. 关于地西泮的作用中哪项是错误的
A. 抗焦虑作用　　　　　　　　　　　　　B. 镇静、催眠作用　　　C. 抗癫痫作用
D. 抗焦虑作用选择性差　　　　　　　　　E. 抗惊厥作用
16. 地西泮不具有下列哪项作用
A. 镇静、催眠、抗焦虑作用　　　　　　　B. 抗抑郁作用　　　　　C. 抗惊厥作用
D. 对快动眼睡眠影响小　　　　　　　　　E. 中枢性肌肉松弛作用
17. 下列有关口服水合氯醛的描述,哪一项是正确的
A. 不刺激胃黏膜　　　　　　　　　　　　B. 缩短快动眼睡眠时间　　C. 催眠作用起效快
D. 无抗惊厥作用　　　　　　　　　　　　E. 安全范围较大
18. 苯巴比妥过量中毒,为促其加速排泄,应
A. 碱化尿液,使解离度增大,增加肾小管再吸收
B. 碱化尿液,使解离度减小,增加肾小管再吸收
C. 碱化尿液,使解离度增大,减少肾小管再吸收
D. 酸化尿液,使解离度增大,减少肾小管再吸收
E. 酸化尿液,使解离度减小,增加肾小管再吸收
19. 苯二氮䓬类药物的中枢作用机制是
A. 直接激动 GABA 受体　　　　　　　　B. 增强 GABA 神经功能　　　C. 直接抑制中枢
D. 直接与 GABA 调控蛋白结合,解除对 GABA 受体的抑制　　　E. 直接促进 Cl⁻ 内流

20. 体内代谢后,可产生有生物活性代谢物的药物是
A. 苯巴比妥　　　B. 地西泮　　　C. 甲丙氨酯　　　D. 司可巴比妥　　　E. 水合氯醛

21. 下列正确的选项是
A. 地西泮的作用部位为中枢网状结构　　　B. 地西泮的作用部位为大脑皮质
C. 三唑仑催眠作用是地西泮的 10 倍　　　D. 三唑仑催眠作用是地西泮的 45 倍
E. 三唑仑对焦虑性失眠效果差

22. 苯巴比妥急性中毒时,可加速其在尿中排泄的药物是
A. 氯化铵　　　B. 碳酸氢钠　　　C. 葡萄糖　　　D. 生理盐水　　　E. 硫酸镁

23. 巴比妥类药物急性中毒致死的直接原因是
A. 肝脏损害　　　B. 循环衰竭　　　C. 深度呼吸抑制　　　D. 昏迷　　　E. 继发感染

24. 长期应用地西泮可产生耐受性,其特点是
A. 催眠作用的耐受性产生较快,而抗焦虑作用的耐受性产生很慢
B. 抗焦虑作用的耐受性产生较快,而催眠作用的耐受性产生很慢
C. 催眠作用不产生耐受性,而抗焦虑作用产生耐受性
D. 抗焦虑作用不产生耐受性,而催眠作用产生耐受性
E. 催眠作用和抗焦虑作用的耐受性同时产生

25. 在苯二氮䓬类药物中,催眠、抗焦虑作用强于地西泮的药物是
A. 奥沙西泮　　　B. 三唑仑　　　C. 硝西泮　　　D. 氯氮䓬　　　E. 艾司唑仑

26. 抗癫痫持续状态的首选药物是
A. 地西泮　　　B. 氯氮䓬　　　C. 地尔硫䓬　　　D. 苯巴比妥　　　E. 水合氯醛

(二) B 型题
(27~30 题共用备选答案)
A. 苯巴比妥　　　B. 地西泮　　　C. 司可巴比妥　　　D. 硫喷妥钠　　　E. 巴比妥

27. 起效最快的是
28. 短效的是
29. 对快动眼睡眠影响小、成瘾性轻的安眠药是
30. 可用于诱导麻醉的是

(31~32 题共用备选答案)
A. 吗啡　　　B. 氯丙嗪　　　C. 地西泮　　　D. 苯妥英钠　　　E. 苯巴比妥

31. 小剂量就有抗焦虑作用的药物是
32. 可明显缩短快动眼睡眠时相的药物是

(三) X 型题
33. 无中枢性肌肉松弛作用的镇静催眠药是
A. 三唑仑　　　B. 异戊巴比妥　　　C. 水合氯醛　　　D. 奥沙西泮　　　E. 司可巴比妥

34. 下列关于地西泮的叙述错误的是
A. 有较强的肌肉松弛作用　　　B. 低剂量即可起镇静、催眠作用
C. 对快速动眼睡眠没有影响　　　D. 口服安全范围较大
E. 作用机制是激动苯二氮䓬受体,直接促进 $Cl^-$ 内流

35. 关于巴比妥类,正确的叙述有
A. 小剂量即可产生抗焦虑作用　　　　B. 具有普遍性中枢抑制作用
C. 可增强 GABA 介导的 $Cl^-$ 内流　　　D. 久服可产生成瘾性
E. 有肝药酶诱导作用

36. 苯二氮䓬类在体内过程的特点有
A. 口服及肌内注射给药吸收好　　　　B. 口服后约 1 小时达到血药峰浓度
C. 血浆蛋白结合率高　　　　　　　　D. 可在脂肪组织中蓄积
E. 主要以原形从肾排出

37. 关于地西泮催眠作用特点,正确的有
A. 缩短睡眠诱导时间　　　　　　　　B. 对睡眠持续无影响
C. 延长快动眼睡眠时间　　　　　　　D. 停药后反跳性 REMS 延长较轻
E. 连续应用可发生停药困难

38. 地西泮和苯巴比妥的共同作用有
A. 抗疼痛　　　B. 抗惊厥　　　C. 抗癫痫　　　D. 抗休克　　　E. 镇静、催眠

39. 巴比妥类药物的不良反应包括
A. 肝药酶诱导作用　B. 耐受性　　C. 依赖性　　　D. 溶血反应　　E. 镇静、催眠

40. 下列关于地西泮的说法,正确的是
A. 口服安全范围较大　　　　　　　　B. 其机制是间接通过增强 GABA 实现
C. 长期应用可产生耐受性　　　　　　D. 大剂量可产生呼吸抑制作用
E. 为典型的药酶诱导剂

41. 苯二氮䓬类取代巴比妥类的优点包括
A. 无肝药酶诱导作用　　　　　　B. 依赖性较轻　　　　　C. 耐受性轻
D. 停药后反跳性快动眼延长较轻　　E. 治疗指数高,对呼吸影响小

## 二、填空题

1. 临床上常用的镇静催眠药有＿＿＿＿＿类、＿＿＿＿＿类和＿＿＿＿＿类。其中应用最广的是＿＿＿＿＿类,抗焦虑作用最明显的是＿＿＿＿＿类。

2. 地西泮的主要药理作用有＿＿＿＿＿、＿＿＿＿＿、＿＿＿＿＿和＿＿＿＿＿。

3. 巴比妥类药物中可用于治疗癫痫大发作的是＿＿＿＿＿,常用于静脉麻醉的是＿＿＿＿＿。

4. 癫痫持续状态的首选药是＿＿＿＿＿,应采用＿＿＿＿＿方法给药。

5. 可治疗惊厥的药有＿＿＿＿＿、＿＿＿＿＿、＿＿＿＿＿、＿＿＿＿＿,小儿高热惊厥的首选药是＿＿＿＿＿。

6. 水合氯醛常用给药途径有＿＿＿＿＿和＿＿＿＿＿。主要药理作用有＿＿＿＿＿、＿＿＿＿＿、＿＿＿＿＿。因局部刺激性强,故＿＿＿＿＿患者禁用。

## 三、简答题

1. 苯二氮䓬类药物的临床药理作用及用途。

2. 简要说明巴比妥类药物对中枢的作用及特点。

3. 某患者应用双香豆素治疗血栓栓塞性疾病,后因失眠加用苯巴比妥,结果患者的凝血酶原时间比未加苯巴比妥时缩短,请分析产生此现象的原因。

四、处方分析

有一位患焦虑性神经官能症的患者,近期病情加重,医师开了下列处方,分析是否合理?为什么?

Rp:

　　地西泮片　　5 mg×30 片

　　　　用法：5 mg/次　口服　3 次/天

　　氯氮䓬片　　10 mg×30 片

　　　　用法：10 mg/次　口服　3 次/天

　　阿普唑仑片　0.4 mg×12 片

　　　　用法：0.4 mg/次　口服　睡前服

## 【参考答案】

一、选择题

(一) A 型题

1. E　2. C　3. A　4. B　5. E　6. C　7. A　8. C　9. C　10. E　11. D　12. E　13. C　14. D　15. D　16. B　17. C　18. C　19. B　20. B　21. D　22. B　23. C　24. A　25. B　26. A

(二) B 型题

27. D　28. C　29. B　30. D　31. C　32. E

(三) X 型题

33. BCE　34. BCE　35. ABCDE　36. BCD　37. ADE　38. BCE　39. ABC　40. ABCD　41. ABCDE

二、填空题

1. 苯二氮䓬,巴比妥,其他,苯二氮䓬,苯二氮䓬

2. 抗焦虑,镇静催眠,抗惊厥,抗癫痫,中枢肌肉松弛作用

3. 苯巴比妥,硫喷妥钠

4. 地西泮,缓慢静脉滴注

5. 苯二氮䓬类,巴比妥类,水合氯醛,硫酸镁,地西泮

6. 稀释后口服,灌肠,镇静,催眠,抗惊厥,消化性溃疡

三、简答题

1. 剂量由小到大,依次表现为抗焦虑、镇静、催眠、抗惊厥的作用。分述如下

(1)抗焦虑:作用于大脑边缘系统,解除精神紧张、震颤、恐惧等症状,并随之使疲乏、睡眠障碍及胃肠功能紊乱、心悸等症状得到改善,不影响正常活动。

(2) 镇静、催眠:作用于脑干网状结构,小剂量镇静,可用于麻醉术前、甲亢、心衰、高血压;大剂量催眠,对伴焦虑的失眠尤佳。

(3) 抗惊厥和抗癫痫:抑制中枢内惊厥放电的扩布,可用于各种惊厥(破伤风、子痫、小儿高热惊厥、药物中毒惊厥等)与癫痫持续状态。

(4) 中枢性肌肉松弛作用:抑制脊髓运动神经元,产生肌松作用。用于 CNS 引起的肌张力增高和某些肌肉痉挛状态(脑血管意外、脊髓损伤、腰肌劳损所致肌僵直)。

2. 巴比妥类药物对中枢神经系统的抑制作用随剂量的增加逐渐加强,依次表现为镇静、催眠、抗惊厥、麻醉等作用。

3. 苯巴比妥诱导肝药酶使双香豆素代谢加速,疗效降低。

### 四、处方分析

不合理。三者同属于苯二氮䓬类药物,而对焦虑性神经官能症,同类药物不宜联合应用。且阿普唑仑治疗神经官能症时应每日 3 次,每次 0.4 mg。

## 【难点解析】

### 一、选择题

22. 苯巴比妥为弱酸性药物,急性中毒时,可采用催吐、洗胃、导泻等办法排除毒物;给予氧、给予呼吸兴奋剂等对症处理;碱化尿液以促进药物排泄,可用碳酸氢钠碱化尿液使药物解离度增加,肾小管再吸收减少,排泄增多。

23. 巴比妥类对中枢神经系统具有普遍的抑制作用,中毒时表现为深度昏迷、呼吸抑制、血压下降、体温降低、休克,死于呼吸抑制。

24. 地西泮选择性作用于大脑边缘系统,小于镇静剂量时即有良好的抗焦虑作用,显著改善恐惧、紧张、焦虑、激动和失眠等症状,对各种原因引起的焦虑均有明显疗效,是持续性焦虑状态的首选药物。随着剂量的增大而产生镇静、催眠作用。故长期应用该药时催眠耐受性产生较快,抗焦虑耐受性产生非常缓慢。

25. 三唑仑是新型、短效苯二氮䓬类镇静催眠药,其催眠、镇静作用分别为地西泮的 45 倍和 10 倍,适用于各型失眠症和焦虑症。

39. 巴比妥类药物在催眠剂量下可出现乏力、头昏、嗜睡等后遗效应;长期应用可使肝脏药物代谢酶活性增强,加速自身代谢,产生耐受性;也可影响其他一些药物的代谢;长期应用还可产生生理依赖性和精神依赖性。未见溶血反应。

40. 地西泮口服安全范围大,10 倍治疗量仅引起嗜睡。苯二氮䓬类药虽然不能直接与 GABA 受体结合,但可促进 GABA 与其结合,使 GABA 受体激活,表现为增强 GABA 的作用。故地西泮的药效是间接通过增强 GABA 的作用实现的。在大剂量下,偶致共济失调,甚至昏迷和呼吸抑制。地西泮长期应用可产生耐受性和依赖性,但它却不是典型的药酶诱导剂。

(阚 晶 杨宇清)

# 第五章　抗癫痫药和抗惊厥药

## 【学习重点】

1. 硫酸镁的作用特点、用途及不良反应；其他抗惊厥药的作用特点和应用。
2. 苯妥英钠的作用、用途及不良反应；卡马西平的作用特点及用途；苯巴比妥、乙琥胺、丙戊酸钠、扑米酮、地西泮等药物的作用特点和应用。

## 【学习指导】

了解癫痫的概念，以苯妥英钠为代表学习抗癫痫药的作用用途和不良反应，比较卡马西平、苯巴比妥、地西泮、乙琥胺、丙戊酸钠、扑米酮等药物的作用特点的不同。

### 一、选择题

#### (一) A 型题

1. 长期应用可致牙龈增生的药物是
   A. 丙戊酸钠　　　B. 乙琥胺　　　C. 卡马西平　　　D. 苯巴比妥　　　E. 苯妥英钠
2. 苯巴比妥不具有下列哪项作用
   A. 镇静　　　B. 催眠　　　C. 镇痛　　　D. 抗惊厥　　　E. 抗癫痫
3. 下列有关苯妥英钠的叙述中哪项是错误的
   A. 治疗某些心律失常有效　　　B. 能引起牙龈增生　　　C. 能治疗三叉神经痛
   D. 治疗癫痫大发作有效　　　E. 口服吸收规则，个体差异小
4. 下列哪项不属于苯妥英钠的不良反应
   A. 嗜睡　　　B. 粒细胞减少　　　C. 共济失调　　　D. 牙龈增生　　　E. 致胎儿畸形
5. 关于苯妥英钠的应用，下列哪项是错误的
   A. 癫痫大发作　　　B. 癫痫持续状态　　　C. 癫痫小发作
   D. 精神运动性发作　　　E. 局限性发作
6. 苯妥英钠抗癫痫作用的主要原理是
   A. 抑制病灶本身异常放电　　　B. 稳定神经细胞膜　　　C. 抑制脊髓神经元
   D. 具有肌肉松弛作用　　　E. 对中枢神经系统普遍抑制
7. 治疗三叉神经痛可选用
   A. 苯巴比妥　　　B. 地西泮　　　C. 苯妥英钠　　　D. 乙琥胺　　　E. 扑米酮
8. 治疗癫痫大发作或局限发作最有效的药物是
   A. 氯丙嗪　　　B. 地西泮　　　C. 乙琥胺　　　D. 苯妥英钠　　　E. 丙戊酸钠
9. 对癫痫大发作、小发作和精神运动性发作均有效的药物是

A. 苯巴比妥　　　B. 乙琥胺　　　C. 卡马西平　　　D. 苯妥英钠　　　E. 丙戊酸钠

10. 治疗癫痫小发作首选药物是

A. 氯硝西泮　　　B. 乙琥胺　　　C. 丙戊酸钠　　　D. 苯妥英钠　　　E. 扑米酮

11. 在下列药物中广谱抗癫痫药物是

A. 地西泮　　　B. 苯巴比妥　　　C. 苯妥英钠　　　D. 丙戊酸钠　　　E. 乙琥胺

12. 治疗癫痫持续状态的首选药物为

A. 乙琥胺　　　B. 肌注苯妥英钠　　　C. 静注地西泮　　　D. 巴比妥钠　　　E. 水合氯醛

13. 丙戊酸钠的严重毒性是

A. 肝功能损害　　　　　　B. 再生障碍性贫血　　　C. 抑制呼吸

D. 口干、皮肤干燥　　　　E. 低血钙

14. 疗效优于乙琥胺,但因有肝毒性,仅在癫痫小发作合并大发作时作为首选药物的是

A. 苯巴比妥　　　B. 丙戊酸钠　　　C. 卡马西平　　　D. 苯妥英钠　　　E. 扑米酮

15. 苯妥英钠首选用于

A. 癫痫肌阵挛性发作　　　　B. 癫痫大发作　　　　C. 精神运动性发作

D. 癫痫小发作　　　　　　　E. 癫痫持续状态

16. 下列有关苯妥英钠的叙述,不正确的是

A. 可以抗心律失常　　　　B. 可引起齿龈增生　　　C. 可用于治疗三叉神经痛

D. 可用于控制癫痫持续状态　　　E. 对失神发作也有效

17. 治疗子痫、破伤风等惊厥应选用

A. 苯巴比妥　　　B. 水合氯醛　　　C. 硫酸镁　　　D. 苯妥英钠　　　E. 硫喷妥钠

18. 硫酸镁的抗惊厥作用机制是

A. 抑制大脑皮质　　　　　B. 抑制网状结构上行激活系统　　　C. 抑制脊髓

D. $Ca^{2+}$与$Mg^{2+}$相互拮抗　　　E. 阻断$N_2$受体

19. 关于丙戊酸钠的叙述,错误的是

A. 对复合性局限性发作疗效近似卡马西平

B. 对小发作优于乙琥胺,可作为首选药

C. 对各型癫痫都有一定疗效

D. 对非典型的小发作疗效不及氯硝西泮

E. 对大发作的疗效不及苯妥英钠

20. 硫酸镁中毒时,特异性的解救措施是

A. 静脉滴注呋塞米　　　　B. 静脉滴注新斯的明　　　C. 静脉缓慢注射氯化钙

D. 静脉滴注碳酸氢钠,加速排泄　　　E. 静脉滴注氯化铵,加速排泄

21. 苯妥英钠可使下列哪种癫痫症状恶化

A. 复杂部分性发作　　　B. 持续状态　　　C. 大发作　　　D. 单纯部分性发作　　　E. 小发作

22. 关于苯巴比妥抗癫痫作用的叙述,错误的是

A. 能抑制病灶异常放电的扩散　　　B. 增加$Ca^{2+}$依赖性递质谷氨酸的释放

C. 能抑制病灶异常放电　　　　　　D. 高浓度时也可阻断$Na^+$和$Ca^{2+}$通道

E. 增加GABA介导的$Cl^-$内流

23. 卡马西平的主要临床用途不包括

A. 中枢疼痛综合征　　　　　　　　　B. 癫痫部分性发作　　　　C. 癫痫大发作
D. 对锂盐无效的躁狂－抑郁症　　　　E. 缓慢型心律失常

24. 能增强脑内 GABA 作用的抗癫痫药物不包括

A. 乙琥胺　　　　B. 卡马西平　　　C. 地西泮　　　　D. 氟桂利嗪　　　E. 丙戊酸钠

25. 长期应用苯妥英钠应补充

A. 叶酸　　　　　B. 二氢叶酸　　　C. 甲酰四氢叶酸　D. 铁剂　　　　　E. 维生素 $B_{12}$

(二) B 型题

(26~29 题共用备选答案)

A. 静脉滴注地西泮　B. 苯妥英钠　　　C. 乙琥胺　　　　D. 硫酸镁　　　　E. 氯丙嗪

26. 子痫首选

27. 癫痫大发作首选

28. 癫痫持续状态首选

29. 癫痫小发作首选

(30~32 题共用备选答案)

A. 抗惊厥　　　　B. 抗癫痫　　　　C. 抗躁狂　　　　D. 抗焦虑　　　　E. 抗抑郁

30. 碳酸锂用于

31. 硫酸镁用于

32. 地昔帕明用于

(33~35 题共用备选答案)

A. 乙琥胺　　　　B. 苯妥英钠　　　C. 卡马西平　　　D. 丙戊酸钠　　　E. 硫酸镁

33. 阻滞 $Na^+$ 通道,减少 $Na^+$ 内流和抑制 $K^+$ 外流的抗癫痫药是

34. 可增加脑内 GABA 含量,抑制病灶放电扩散的药物是

35. 可使运动神经末梢乙酰胆碱(Ach)减少的药物是

(36~39 题共用备选答案)

A. 卡马西平　　　B. 丙戊酸钠　　　C. A、B 均可　　　D. A、B 均不可　　E. 苯妥英钠

36. 治疗癫痫精神运动性发作可选

37. 治疗癫痫小发作疗效较好的是

38. 可用于治疗躁狂－抑郁症的抗癫痫药是

39. 可用于治疗外周神经痛的药物是

(三) X 型题

40. 长期应用苯妥英钠的不良反应包括

A. 共济失调,眼球震颤　　　　　　　B. 牙龈增生　　　　　　　C. 血小板减少
D. 巨幼红细胞性贫血　　　　　　　　E. 低血钙症

41. 可用于治疗癫痫小发作的药物是

A. 苯妥英钠　　　B. 丙戊酸钠　　　C. 卡马西平　　　D. 氯硝西泮　　　E. 乙琥胺

42. 可用于治疗外周神经痛的药物是

A. 苯妥英钠　　　B. 丙戊酸钠　　　C. 卡马西平　　　D. 乙琥胺　　　　E. 苯巴比妥

43. 卡马西平用于治疗癫痫

A. 单纯性局限性发作　　　　　　　　B. 大发作　　　　　　　　C. 小发作

D. 精神运动性发作　　　　　　　　　E. 肌阵挛发作

44. 对苯妥英钠论述正确的是
A. 是癫痫大发作的首选药　　　　　B. 常见胃肠道及神经系统的不良反应
C. 可代替苯巴比妥抗癫痫　　　　　D. 对神经元有膜稳定性作用
E. 药理学个体差异很大

45. 下列能治疗癫痫大发作的药物是
A. 地西泮　　　B. 苯巴比妥　　　C. 苯妥英钠　　　D. 乙琥胺　　　E. 丙戊酸钠

46. 治疗癫痫精神运动性发作的药物有
A. 苯巴比妥　　　B. 卡马西平　　　C. 苯妥英钠　　　D. 丙戊酸钠　　　E. 乙琥胺

47. 下列哪些不是苯妥英钠抗癫痫的作用机制
A. 抑制病灶异常放电及阻止病灶放电向周围正常组织扩散　　　B. 降低惊厥发作阈
C. 抑制病灶的异常放电　　　　　　D. 阻止病灶放电向周围正常组织扩散
E. 提高惊厥发作阈

48. 苯妥英钠体内过程特点是
A. 主要以代谢物从肾脏排出　　　　B. 药动学个体差异
C. 与血浆蛋白结合率高
D. 口服吸收缓慢而不规则,连续服药6~10天才达到稳定的血药浓度
E. 由肝药酶代谢成为羟苯基衍生物而失活

49. 卡马西平的特点是
A. 常见骨髓抑制　　　　　　　　　B. 对复杂部分发作有较好的疗效
C. 对三叉神经痛疗效比苯妥英钠好　D. 对锂盐无效的躁狂、抑郁症有效
E. 大发作首选药

50. 注射硫酸镁引起急性中毒的症状有
A. 再障性贫血　　　　　B. 过敏反应　　　　　C. 血压骤降,甚至死亡
D. 腹泻　　　　　　　　E. 呼吸抑制

二、填空题

1. 苯妥英钠的作用有＿＿＿＿＿＿、＿＿＿＿＿＿、＿＿＿＿＿＿,该药是治疗癫痫＿＿＿＿＿＿和＿＿＿＿＿＿的首选药,对＿＿＿＿＿＿癫痫不仅无效,甚至可以加重发作。该药的主要不良反应有＿＿＿＿＿＿、＿＿＿＿＿＿、＿＿＿＿＿＿等。

2. 苯巴比妥的抗癫痫优点是＿＿＿＿＿＿、＿＿＿＿＿＿、＿＿＿＿＿＿,但因其有明显的＿＿＿＿＿＿作用而不作为首选药。

3. 可控制癫痫大发作的药物有＿＿＿＿＿＿、＿＿＿＿＿＿、＿＿＿＿＿＿等;可治疗癫痫小发作的药物有＿＿＿＿＿＿、＿＿＿＿＿＿;精神运动性发作常选用＿＿＿＿＿＿;癫痫持续状态则首选＿＿＿＿＿＿。

4. 苯妥英钠临床应用有＿＿＿＿＿＿、＿＿＿＿＿＿和＿＿＿＿＿＿。

三、简答题

1. 试述苯妥英钠的药理作用及主要不良反应。

2. 试述苯妥英钠在用药期间的注意事项。

四、处方分析

患者,男,11岁,患有癫痫小发作,因丙戊酸钠不能完全控制癫痫的发作,医师又加用了氯硝西泮,处方如下,请分析配伍是否合理?为什么?

Rp:

丙戊酸钠片　0.2 g×30片

　　用法：0.1 g/次　口服　3次/天

氯硝西泮片　2 mg×30片

　　用法：2 mg/次　口服　3次/天

【参考答案】

一、选择题

(一) A 型题

1. E　2. C　3. E　4. A　5. C　6. B　7. C　8. D　9. E　10. B　11. D　12. C　13. A　14. B　15. B　16. E　17. C　18. D　19. B　20. C　21. E　22. B　23. E　24. D　25. C

(二) B 型题

26. D　27. B　28. A　29. C　30. C　31. A　32. E　33. B　34. D　35. E　36. C　37. B　38. A　39. A

(三) X 型题

40. ABCDE　41. BDE　42. AC　43. ABD　44. ABDE　45. ABCE　46. ABCD　47. ABCE　48. ABCDE　49. BCD　50. CE

二、填空题

1. 抗癫痫,抗外周神经痛,抗心律失常,大发作,局限性发作,小发作,齿龈增生,神经系统反应,巨幼红细胞性贫血

2. 高效,低毒,价廉,中枢抑制

3. 苯妥英钠,苯巴比妥,丙戊酸钠,乙琥胺,丙戊酸钠,卡马西平,地西泮

4. 治疗癫痫,治疗外周神经痛,治疗心律失常

三、简答题

1. 苯妥英钠对癫痫大发作和各种局限性发作效果较好,对小发作和肌阵挛发作无效。对神经痛有效,还有抗心律失常作用。主要不良反应包括:①与剂量有关的毒性反应,如心律失常、血压下降、共济失调等;②慢性毒性反应,如精神行为异常、齿龈增生、叶酸缺乏等;③过敏反应;④其他反应,如致畸等。

2. 苯妥英钠长期服用会产生一些不良反应,使用时注意以下几个因素。

本品对于胃肠道有刺激作用,应注意在饭后服;对神经系统的影响多与剂量过大有关,减量继续服用多可减轻或消失;用药时注意口腔卫生,同时按摩牙龈多可减轻牙龈增生;长期服用注意补充叶酸和维生素D;用药期间应定期查血常规;有肝病者、老年人或重患者应减量慎用;停药

应逐渐减量后停用,骤停可导致癫痫发作。

**四、处方分析**

不合理。丙戊酸钠可抑制氯硝西泮的代谢,提高其血药浓度。建议测定氯硝西泮血药浓度,调整剂量,防止中毒。

## 【难点解析】

4. 苯妥英钠的一般血药浓度 10 μg/mL 时,可有效地控制大发作;而 20 μg/mL 左右则可出现毒性反应。轻症反应包括眩晕、共济失调、头痛和眼球震颤等;过敏反应,如皮疹较常见;还可见粒细胞减少、血小板减少、再生障碍性贫血、肝脏损害等,但未见严重肾损害。

8. 卡马西平的作用机制与苯妥英钠相似,治疗浓度时能阻滞钠离子通道,抑制癫痫灶及其周围神经元放电,对复杂部分发作(如神经运动型发作)有良好疗效,至少 2/3 的病例发作可得到控制和改善,对大发作和部分性发作也为首选之一。但本题意是"最有效的",应该是苯妥英钠。

19. 丙戊酸钠对各型癫痫都有一定疗效,对大发作的疗效不及苯妥英钠,对复合性局限性发作疗效近似卡马西平,对非典型的小发作疗效不及氯硝西泮,对小发作优于乙琥胺,但毒性较乙琥胺大,不作为首选药。

49. 卡马西平在临床应用时,骨髓抑制偶有发生,且较严重,但不"常见",包括再生障碍性贫血、粒细胞减少和血小板减少,应引起注意。卡马西平作用特点之一是对复杂部分发作有良好疗效,至少 2/3 病例的发作可得到控制和改善。

(阚 晶 杨宇清)

# 第六章 抗帕金森病药

## 【学习重点】

1. 左旋多巴、苯海索的药动学特点、作用、用途及不良反应;卡比多巴、金刚烷胺、溴隐亭的作用特点和应用。
2. 他克林、占诺美林作用、用途及不良反应。

## 【学习指导】

了解帕金森病和阿尔茨海默病的发病机制,以左旋多巴为代表学习抗帕金森病,并比较其他抗帕金森药的作用特点。

一、选择题

(一) A 型题

1. 卡比多巴治疗帕金森病的机制是
   A. 激动中枢多巴胺受体　　　　B. 抑制外周多巴脱羧酶活性　　　C. 阻断中枢胆碱受体
   D. 抑制多巴胺的再摄取　　　　E. 使多巴胺受体增敏
2. 溴隐亭治疗帕金森病的机制是
   A. 直接激动中枢的多巴胺受体　B. 阻断中枢胆碱受体　　　　　　C. 抑制多巴胺的再摄取
   D. 激动中枢胆碱受体　　　　　E. 补充纹状体多巴胺的不足
3. 卡比多巴与左旋多巴合用的理由是
   A. 提高脑内多巴胺的浓度,增强左旋多巴的疗效
   B. 减慢左旋多巴肾脏排泄,增强左旋多巴的疗效
   C. 卡比多巴直接激动多巴胺受体,增强左旋多巴的疗效
   D. 抑制多巴胺的再摄取,增强左旋多巴的疗效
   E. 卡比多巴阻断胆碱受体,增强左旋多巴的疗效
4. 左旋多巴抗帕金森病的机制是
   A. 抑制多巴胺的再摄取　　　　B. 激动中枢胆碱受体　　　　　　C. 阻断中枢胆碱受体
   D. 补充纹状体中多巴胺的不足　E. 直接激动中枢的多巴胺受体
5. 左旋多巴不良反应较多的原因是
   A. 在脑内转变为去甲肾上腺素　B. 对 α 受体有激动作用　　　　　C. 对 β 受体有激动作用
   D. 在体内转变为多巴胺　　　　E. 在脑内形成大量多巴胺
6. 苯海索治疗帕金森病的机制是
   A. 补充纹状体中多巴胺　　　　B. 激动多巴胺受体　　　　　　　C. 兴奋中枢胆碱受体

D. 阻断中枢胆碱受体　　　　　　　　E. 抑制多巴胺脱羧酶

7. 丙环定抗帕金森病的机制是

A. 兴奋中枢α受体　　　　　　B. 在中枢转变为去甲肾上腺素　　C. 在中枢转变为多巴胺

D. 阻断中枢胆碱受体　　　　　　　　E. 激动中枢胆碱受体

8. 苯海索抗帕金森病的特点

A. 抗震颤疗效好　　　　　　　　B. 改善僵直疗效好　　　　　　　　C. 对动作迟缓疗效好

D. 对过度流涎无作用　　　　　　　　E. 前列腺肥大者可用

9. 下列哪项是溴隐亭的特点

A. 是较强的L-芳香酸脱羧酶抑制剂　　B. 可激动中枢的多巴胺受体

C. 有抗病毒作用　　　　　　　　　　D. 可阻断中枢胆碱受体

E. 不易通过血脑屏障

10. 将卡比多巴与左旋多巴按1:10剂量合用,可使左旋多巴的有效剂量减少

A. 10%　　　　　　B. 20%　　　　　　C. 30%　　　　　　D. 75%　　　　　　E. 90%

11. 左旋多巴是

A. 儿茶酚胺类化合物　　　　　　　　B. 酪氨酸的羟化物　　C. 一种半合成的麦角生物碱

D. 莨菪碱类化合物　　　　　　　　　E. 东莨菪碱类化合物

12. 关于左旋多巴治疗帕金森病的疗效,下列哪项是错误的

A. 对抗精神病药引起的锥体外系反应有效　　B. 对轻症患者疗效好

C. 对年轻患者疗效好　　　　　　　　　　　D. 对重症及年老患者疗效差

E. 对肌肉震颤症状疗效差

13. 关于卡比多巴的叙述,下列哪项是错误的

A. 不易通过血脑屏障　　　　　　　　B. 是芳香氨基酸脱羧酶抑制剂

C. 可提高左旋多巴的疗效　　　　　　D. 减轻左旋多巴的外周副作用

E. 单用也有抗帕金森病的作用

14. 左旋多巴不宜用于下列何种疾病的治疗

A. 帕金森病　　　　　　　　B. 氯丙嗪引起的帕金森综合征　　C. 肝昏迷

D. 老年血管硬化引起的帕金森综合征　　E. 轻症及年轻患者帕金森病

15. 关于卡比多巴药理作用描述错误的是

A. 不通过血脑屏障　　　　　　　　B. 抑制多巴脱羧酶　　C. 单用于帕金森病疗效好

D. 与左旋多巴合用疗效好,不良反应少　　E. 提高脑内多巴胺浓度

16. 不属于左旋多巴不良反应的是

A. 胃肠反应　　　　　　　　B. 锥体外系反应　　C. 开关现象,异常不自主运动

D. 直立性低血压　　　　　　E. 心律失常

17. 具有抗帕金森病和抗病毒作用的药物是

A. 卡比多巴　　B. 金刚烷胺　　C. 溴隐亭　　D. 苯海索　　E. 左旋多巴

18. 关于金刚烷胺药理作用描述错误的是

A. 提高多巴胺受体敏感性　　　　　　B. 直接激动多巴胺受体

C. 起效快,持续时间短　　　　　　　　D. 促进多巴胺释放,与左旋多巴有协同作用

E. 较弱的中枢抗胆碱作用

## (二) B 型题

(19~22 题共用备选答案)

A. 是一种半合成的麦角生物碱　　B. 单用基本无药理作用
C. 是酪氨酸的羟化物　　　　　　D. 有抗病毒作用
E. 有口干、尿潴留、便秘等副作用

19. 左旋多巴

20. 苯海索

21. 溴隐亭

22. 金刚烷胺

(23~25 题共用备选答案)

A. 帕金森病　　　　　　　　　　B. 抗精神病药引起的帕金森综合征
C. A、B 均可　　　　　　　　　　D. A、B 均不可

23. 左旋多巴可治疗

24. 苯海索可治疗

25. 卡马西平可治疗

(26~28 题共用备选答案)

A. 卡比多巴　　　B. 溴隐亭　　　C. A、B 均是　　　D. A、B 均不是

26. 单独应用治疗帕金森病有效的药物

27. 抑制多巴脱羧酶的药物

28. 抗帕金森病和治疗肝昏迷的药物

## (三) X 型题

29. 抗帕金森病的拟多巴胺类药物有

A. 左旋多巴　　　B. 卡比多巴　　　C. 金刚烷胺　　　D. 溴隐亭　　　E. 苯海索

30. 抗帕金森病的胆碱受体阻断药有

A. 金刚烷胺　　　B. 卡马特灵　　　C. 苯海索　　　　D. 溴隐亭　　　E. 卡比多巴

31. 左旋多巴抗帕金森病的作用特点有

A. 对轻症患者疗效好　　　　B. 对年轻患者疗效好　　　C. 对老年患者疗效好
D. 对肌肉僵直者疗效差　　　E. 起效较慢,但作用持久

32. 不用于阿尔茨海默病治疗的药物是

A. 肾上腺素　　　B. 毛果芸香碱　　　C. 他克林　　　D. 卡比多巴　　　E. 氯丙嗪

33. 关于他克林描述正确的是

A. 中枢可逆性胆碱酯酶抑制药　　B. 可缓解痴呆症状　　C. 不促进 Ach 释放
D. 用药期间需定期监测患者肝功能　　E. 可提高认知功能

34. 他克林最常见和主要的不良反应不包括

A. 心脏毒性　　　B. 肾毒性　　　C. 骨髓抑制　　　D. 肝毒性　　　E. 变态反应

35. 不属于占诺美林治疗阿尔茨海默病机制的是

A. 阻断中枢 M 受体　　　　　　　B. 激动中枢去甲肾上腺素受体
C. 激动中枢多巴胺受体　　　　　D. 选择性激动纹状体、海马等部位 $M_1$ 受体
E. 阻断去甲肾上腺素受体

## 二、填空题

1. 抗震颤麻痹药分为_____和_____两类。
2. 卡比多巴选择性地抑制外周_____,临床上常与_____合用,治疗帕金森病和帕金森综合征。
3. 抗帕金森病药按作用机制可分为_____、_____、_____、_____、_____和_____。
4. 在体内左旋多巴通过_____酶作用而形成_____,从而在_____部位发挥所需的抗帕金森病作用,在_____组织则造成不良反应。卡比多巴和苄丝肼是_____,与左旋多巴同服,可显著增加进入_____系统的左旋多巴的量。

## 三、简答题

1. 试述左旋多巴抗帕金森病的作用机制、特点及应用。
2. 左旋多巴用药护理需注意什么?
3. 他克林的药理作用、临床应用、不良反应以及用药监护要点是什么?

## 四、处方分析

张某,男,60岁。患精神分裂症,长期服用吩噻嗪类抗精神病药物氯丙嗪,近期出现了静止性震颤、肌肉僵直、运动迟缓等症状。医师开写了下列处方。请分析该处方是否合理,为什么?

Rp:

  氯丙嗪片 12.5 mg×30 片

    用法: 25 mg 口服 3 次/天

  左旋多巴片 0.25 g×30 片

    用法: 0.25 g 口服 3 次/天

## 【参考答案】

### 一、选择题

(一) A 型题

1. B  2. A  3. A  4. D  5. D  6. D  7. D  8. A  9. B  10. D  11. B  12. A  13. E  14. B  15. C  16. B  17. B  18. A

(二) B 型题

19. C  20. E  21. A  22. D  23. A  24. C  25. D  26. B  27. A  28. D

(三) X 型题

29. ABCD  30. BC  31. ABE  32. ABDE  33. ABDE  34. ABCE  35. ABE

### 二、填空题

1. 拟多巴胺药,中枢抗胆碱药

2. 多巴脱羧酶,左旋多巴

3. 多巴胺替代物,外周脱羧酶抑制剂,多巴胺释放剂,单胺氧化酶抑制剂,儿茶酚甲基转移酶(COMT)抑制剂,多巴胺受体激动剂,辅助治疗药

4. 多巴脱羧,多巴胺,脑内,外周,外周脱羧酶抑制剂,中枢神经

### 三、简答题

1. 作用机制:左旋多巴进入中枢神经系统后转变为多巴胺,补充纹状体中多巴胺的不足并使多巴胺能神经和乙酰胆碱能神经的功能趋于平衡。

特点:①疗效与黑质-纹状体病损程度相关,对轻症或较年轻患者的疗效好,重症或年老体弱者疗效较差;②对肌肉僵硬和运动困难患者的疗效好,对肌肉震颤者的疗效差;③起效较慢。

2. 大多数帕金森病患者需终身用药,健康教育有助于提高疗效和患者依从性,降低或减轻不良反应。用药前进行健康评估,识别高危患者。用药时需避免不良药物相互作用的发生,避免与维生素 $B_6$、抗精神病药、拟肾上腺素类药物合用。严密观察用药后反应,及时发现消化道、心血管、神经系统不良反应,严重者需报告医师。

3. 他克林非选择性地与胆碱酯酶结合并抑制其活性,促进 ACh 释放,提高脑内 ACh 浓度,亦可抑制单胺类递质的再摄取。用于阿尔茨海默病治疗,可缓解痴呆症状,提高认知和改善记忆功能。可引起转氨酶增高,停药后可恢复。其他不良反应有恶心、呕吐、腹泻、眩晕等。用药期间需定期监测患者肝功能。

### 四、处方分析

不合理。吩噻嗪类抗精神病药物引起的锥体外系症状,是由于此类药物阻断了中枢多巴胺受体。左旋多巴在脑内经多巴脱羧酶脱羧催化生成多巴胺,补充 PD 患者脑内多巴胺不足,缓解锥体外系症状。但进入中枢的量太少,故对吩噻嗪类抗精神病药物引起的锥体外系症状无效。

## 【难点解析】

### 一、选择题

4. 左旋多巴进入中枢神经系统后转变为多巴胺,补充纹状体中多巴胺的不足并使多巴胺能神经和乙酰胆碱能神经的功能趋于平衡。

12. 左旋多巴的疗效与黑质-纹状体病损程度相关,轻症或较年轻患者的疗效好,重症或年老体弱者疗效较差;对肌肉僵硬和运动困难的患者疗效好,对肌肉震颤者的疗效差。起效较慢是左旋多巴的特点。

(阚 晶 杨宇清)

# 第七章　抗精神失常药

## 【学习重点】

学习氯丙嗪的作用、用途、不良反应及其防治;理解人工冬眠的用法及临床意义。

## 【学习指导】

1. 理解精神病的分类及发病机制,合理选择抗精神病药物。
2. 以氯丙嗪为代表,学习抗精神病药物的作用、用途和不良反应。
3. 理解中枢递质与抑郁症、躁狂症的关系,熟悉常用抗躁狂症及抗抑郁症药物的特点。

### 一、选择题

#### (一) A 型题

1. 氯丙嗪无下列哪项作用
   A. 镇静安定　　B. 止吐　　C. 抗癫痫　　D. 抗精神病　　E. 影响体温
2. 氯丙嗪对下列哪项原因所致的呕吐无效
   A. 晕动病　　B. 妊娠　　C. 药物　　D. 胃肠炎　　E. 放射病
3. 氯丙嗪对下列哪项病症疗效最好
   A. 躁狂症　　B. 抑郁症　　C. 精神分裂症　　D. 癔症　　E. 神经官能症
4. 氯丙嗪的降温作用机制是
   A. 抑制内热源释放　　B. 抑制前列腺素合成　　C. 抑制体温调节中枢
   D. 增加散热　　E. 减少产热
5. 氯丙嗪降温作用最强的情况是
   A. 配合物理降温　　B. 合用阿司匹林　　C. 合用哌替啶
   D. 合用异丙嗪　　E. 合用地塞米松
6. 口服长效抗精神病药是
   A. 氯丙嗪　　B. 氟奋乃静　　C. 五氟利多　　D. 舒必利　　E. 氯普噻吨
7. 下列具有抗抑郁作用的药是
   A. 氯丙嗪　　B. 奋乃静　　C. 五氟利多　　D. 舒必利　　E. 三氟拉嗪
8. 氯丙嗪所致直立性低血压宜选用的药物是
   A. 肾上腺素　　B. 异丙肾上腺素　　C. 去甲肾上腺素　　D. 去氧肾上腺素　　E. 多巴胺
9. 氯丙嗪不适用于
   A. 镇吐　　B. 麻醉前给药　　C. 人工冬眠　　D. 帕金森病　　E. 精神分裂症
10. 氯丙嗪引起锥体外系反应的机制是

A. 阻断大脑-边缘系统的 DA 受体　　　B. 阻断黑质-纹状体 DA 受体
C. 阻断中脑-皮质 DA 受体　　　　　　D. 阻断结节-漏斗部 DA 受体
E. 阻断脑内 M 受体

11. 氯丙嗪对心血管的作用下列哪项是错误的
   A. 可翻转肾上腺素的升压效应　　　　B. 抑制血管运动中枢
   C. 直接舒张血管平滑肌　　　　　　　D. 反复用药降压作用增强
   E. 扩张血管、降低血压

12. 以下哪项不属于氯丙嗪的适应证
   A. 急性精神分裂症　　　　B. 躁狂症　　　　C. 抑郁症
   D. 其他精神病伴有紧张、妄想等症状　　　　E. 放射性呕吐

13. 小剂量氯丙嗪即有镇吐作用，其作用部位为
   A. 直接抑制呕吐中枢　　　　　　　　B. 抑制大脑皮质
   C. 阻断胃黏膜感受器的冲动传递　　　D. 抑制中枢胆碱能神经
   E. 阻断延髓催吐化学感受区的 $D_2$ 受体

14. 吩噻嗪类抗精神病药中锥体外系反应少见的是
   A. 氯丙嗪　　B. 氟奋乃静　　C. 硫利达嗪　　D. 奋乃静　　E. 三氟拉嗪

15. 氯丙嗪的不良反应不包括
   A. 静脉注射可致静脉炎　　　B. 呼吸兴奋　　　C. 过敏反应
   D. 体位性低血压　　　　　　E. 锥体外系症状

16. 下列哪种药物可用于伴有焦虑性抑郁的精神分裂症
   A. 氯丙嗪　　B. 氯普噻吨　　C. 地西泮　　D. 氟哌啶醇　　E. 三氟拉嗪

17. 丙米嗪抗抑郁症的作用机制是
   A. 抑制突触前膜去甲肾上腺素的释放　　　　B. 使脑内单胺类递质减少
   C. 抑制突触前膜去甲肾上腺素和 5-羟色胺再摄取　　D. 使脑内 5-羟色胺缺乏
   E. 使脑内儿茶酚胺类耗竭

18. 丙米嗪对以下哪种病症疗效好
   A. 精神分裂症的抑郁状态　　B. 精神分裂症的躁狂状态　　C. 内源性抑郁症
   D. 躁狂症　　　　　　　　　E. 以上都不是

19. 阿米替林主要用于
   A. 精神分裂症　　B. 抑郁症　　C. 神经官能症　　D. 焦虑症　　E. 躁狂症

20. 某患者，确诊为躁狂症，宜首选下列何药
   A. 氯丙嗪　　B. 氟哌啶醇　　C. 卡马西平　　D. 碳酸锂　　E. 米帕明

(二) B 型题

(21~24 题共用备选答案)
   A. 直立性低血压　　　　B. 口干　　　　C. 锥体外系症状
   D. 抗精神病作用　　　　E. 内分泌紊乱

21. 氯丙嗪阻断结节-漏斗通路中的多巴胺受体导致
22. 氯丙嗪阻断中脑-边缘通路中的多巴胺受体产生
23. 氯丙嗪阻断血管上的 α 受体产生

24. 氯丙嗪阻断副交感神经的 M 受体产生

(25～27 题共用备选答案)

　A. 氯丙嗪　　　　　B. 碳酸锂　　　　　C. 丙咪嗪　　　　　D. 东莨菪碱　　　　E. 山莨菪碱

25. 晕动症选用

26. 抑郁症选用

27. 精神分裂症选用

**(三) X 型题**

28. 氯丙嗪的作用有

　A. 镇静　　　　　　　　　　　　　B. 安定　　　　　　　　　C. 抗精神病

　D. 抗晕动症　　　　　　　　　　　E. 抑制体温调节中枢

29. 用于治疗精神分裂症的药物有

　A. 氯丙嗪　　　　　B. 异丙嗪　　　　　C. 丙咪嗪　　　　　D. 奋乃静　　　　　E. 五氟利多

30. 与氯丙嗪合用于人工冬眠的药物有

　A. 异丙嗪　　　B. 丙咪嗪　　　C. 哌替啶　　　D. 奋乃静　　　E. 五氟利多

31. 人工冬眠疗法的适应证有

　A. 严重创伤　　　　　　　　　　　B. 感染性休克　　　　　　C. 高热惊厥

　D. 甲状腺危象　　　　　　　　　　E. 严重精神病

32. 关于氯丙嗪治疗精神病的叙述正确的是

　A. 主要用于精神分裂症　　　　　　B. 有根治作用　　　　　　C. 对急性患者疗效较好

　D. 需长期用药维持疗效　　　　　　E. 症状控制后立即停用

33. 氯丙嗪的不良反应有

　A. 口干、嗜睡　　　　　　　　　　B. 直立性低血压　　　　　C. 锥体外系反应

　D. 过敏反应　　　　　　　　　　　E. 乳房增大、泌乳

34. 氯丙嗪的禁忌证有

　A. 癫痫　　　　　　　　　　　　　B. 肝功能严重减退　　　　C. 昏迷患者

　D. 冠心病　　　　　　　　　　　　E. 精神分裂症

35. 氯丙嗪对内分泌的影响有

　A. 使催乳素分泌增多　　　　　　　B. 抑制促性腺激素分泌　　C. 抑制生长素分泌

　D. 抑制促皮质激素分泌　　　　　　E. 抑制促甲状腺素分泌

36. 氯丙嗪对自主神经系统的影响有

　A. 阻断 α 受体　　　　　　　　　　B. 阻断 M 受体　　　　　　C. 阻断 β 受体

　D. 阻断 N 受体　　　　　　　　　　E. 阻断多巴胺受体

37. 患者,男,20 岁,经常情绪低落,运动迟缓,睡眠障碍,有自杀意念,确诊为抑郁症,可选用下列何药治疗

　A. 碳酸锂　　　　　B. 丙咪嗪　　　　　C. 阿米替林　　　　D. 舒必利　　　　　E. 五氟利多

二、填空题

1. 氯丙嗪阻断_____系统的_____受体而呈现抗精神病作用,阻断黑质-纹状体部位多巴胺受体呈现_____反应。

2. 缓解氯丙嗪引起的体位性低血压,可静脉滴注_____缓解,而禁用_____。
3. 氯丙嗪的降温作用,是因阻断体温调节中枢的_____受体,临床上配合物理降温用于_____。
4. 注射氯丙嗪的主要不良反应是_____。长期用于治疗精神分裂症的主要不良反应表现为_____反应,临床可用_____治疗。
5. 人工冬眠合剂Ⅰ号由_____、_____、_____组成。

三、简答题

1. 氯丙嗪过量引起的血压下降,为什么不能用肾上腺素治疗?
2. 氯丙嗪对体温的作用有何特点?

四、处方分析

1. 某男,28岁,因精神病入院治疗。大量使用氯丙嗪后,患者出现严重的低血压表现,此时医师立即注射肾上腺素以提升血压,请问医师使用的方法是否正确,为什么?
2. 某精神分裂症患者,在住院期间,服用氯丙嗪治疗,每次100 mg,3次/天。一日不慎滑倒导致右腿骨折,为止痛医师开出以下处方。试分析该用法是否合理,为什么?

Rp:
  盐酸哌替啶注射液　100 mg×2支
  用法:100 mg　肌内注射　2次/天

## 【参考答案】

### 一、选择题

(一) A型题

1. C  2. A  3. C  4. C  5. A  6. C  7. D  8. C  9. D  10. B  11. D  12. C  13. E  14. C  15. B  16. B  17. C  18. C  19. B  20. D

(二) B型题

21. E  22. D  23. A  24. B  25. D  26. C  27. A

(三) X型题

28. ABCE  29. ADE  30. AC  31. ABCD  32. ACD  33. ABCDE  34. ABCD  35. ABCD  36. AB  37. BCD

### 二、填空题

1. 大脑-边缘系统,多巴胺,锥体外系
2. 去甲肾上腺素,肾上腺素
3. 多巴胺,人工冬眠或低温麻醉
4. 直立性低血压,锥体外系,东莨菪碱或苯海索
5. 氯丙嗪,异丙嗪,哌替啶

### 三、简答题

1. 氯丙嗪引起的血压降低是由于阻断α受体。肾上腺素可激活α与β受体,氯丙嗪中毒时,若使用肾上腺素,仅表现出β效应,结果使血压进一步降低,故不宜选用,而应选用主要激动

α 受体的去甲肾上腺素。

2. 氯丙嗪抑制下丘脑体温调节中枢,使体温调节失灵。可使恒温动物的体温随环境温度的变化而改变。在物理降温的配合下,氯丙嗪均可使正常人及发热患者体温降低至正常以下(34℃或更低)。

### 四、处方分析

1. 不正确。肾上腺素是通过 α 受体而起升压作用,此时 α 受体已经被氯丙嗪阻断,故无升压作用,其激动 β 受体的作用不受影响,可使血压进一步降低。

2. 不合理。氯丙嗪能加强中枢抑制药的作用,可增强哌替啶的药理作用,引起恶心、呕吐、眩晕等症状。所以,这两种药合用时要减少哌替啶的剂量。

## 【难点解析】

### 一、选择题

8. 氯丙嗪有阻断 α 受体的作用,而肾上腺素可激活 α 与 β 受体。氯丙嗪引起低血压时,若使用肾上腺素,仅表现出 β 效应,结果使血压进一步降低,故不宜选用,应选用主要激动 α 受体的去甲肾上腺素。故正确答案是 C。

15. 氯丙嗪对呼吸的影响一般不大,在急性中毒时可出现呼吸抑制等症状,故正确答案是 B。

28. 氯丙嗪对前庭功能障碍造成的眩晕,如晕动症无效,故答案是 ABCE。

(杨宇清　阚　晶)

# 第八章 镇痛药

## 【学习重点】

学习吗啡的作用、用途、不良反应;学习哌替啶和其他镇痛药的作用特点。

## 【学习指导】

1. 复习相关生理学知识,理解疼痛的性质和利弊。
2. 以吗啡为代表学习镇痛药的作用、用途和不良反应。

### 一、选择题

#### (一) A 型题

1. 吗啡无下列哪种作用
   A. 镇静　　　　　　B. 镇痛　　　　　　C. 抑制呼吸　　　　D. 导泻　　　　　　E. 缩瞳
2. 胆绞痛宜选用
   A. 吗啡　　B. 哌替啶　　C. 阿托品　　　D. 哌替啶+阿托品　　E. 哌替啶+阿司匹林
3. 阿片受体拮抗药是
   A. 吗啡　　　　　　B. 可待因　　　　　C. 纳曲酮　　　　　D. 哌替啶　　　　　E. 异丙嗪
4. 无依赖性的镇痛药是
   A. 吗啡　　　　　　B. 罗通定　　　　　C. 哌替啶　　　　　D. 二氢埃托啡　　　E. 可待因
5. 哌替啶急性中毒的表现与吗啡不同的是
   A. 呼吸抑制　　　　B. 血压下降　　　　C. 瞳孔扩大　　　　D. 昏迷　　　　　　E. 惊厥
6. 吗啡镇痛的主要作用部位是
   A. 脊髓胶质区、丘脑内侧、脑室及导水管周围灰质　　B. 脑干网状结构
   C. 边缘系统与蓝斑核　　　　　　　　　　　　　　　D. 中脑盖前核
   E. 大脑皮质
7. 下列关于吗啡的镇痛作用哪项是错误的
   A. 对各种疼痛都有效　　　　　　　B. 对慢性钝痛的作用大于间断性锐痛
   C. 镇痛的同时可引起欣快感　　　　D. 对间断性锐痛的作用大于慢性钝痛
   E. 能消除因疼痛所致焦虑、紧张、恐惧等
8. 下列关于吗啡对心血管系统的作用哪项是错误的
   A. 扩张容量血管及阻力血管　　　　B. 降压作用与促进组胺释放有关
   C. 降压作用是由于中枢交感张力降低,外周小动脉扩张
   D. 可使脑血管扩张致颅内压升高　　E. 可直接兴奋心脏引起心率加快

9. 吗啡不用于下列哪种原因引起的剧痛
A. 血压正常者心肌梗死引起的剧痛　　　B. 癌症引起的剧痛
C. 大面积烧伤引起的剧痛　　　　　　　D. 严重创伤引起的剧痛
E. 颅脑外伤引起的剧痛

10. 与吗啡欣快感、戒断症状有直接联系的部位是
A. 纹状体　　　B. 丘脑　　　C. 蓝斑核　　　D. 边缘系统　　　E. 孤束核

11. 吗啡引起胆绞痛是由于
A. 胃窦部、十二指肠张力提高　　　B. 抑制消化液分泌　　　C. 胆道奥狄括约肌收缩
D. 食物消化延缓　　　　　　　　　E. 胃排空延迟

12. 急性吗啡中毒的解救药是
A. 尼莫地平　　　B. 纳洛酮　　　C. 肾上腺素　　　D. 曲马朵　　　E. 喷他佐辛

13. 吗啡禁用于分娩止痛及哺乳妇女止痛的原因是
A. 促进组胺释放　　　　　　　　B. 激动蓝斑核的阿片受体
C. 抑制呼吸、对抗催产素作用　　D. 抑制去甲肾上腺素神经元活动
E. 以上都不是

14. 对哌替啶的描述哪项是错误的
A. 用于创伤性剧痛　　　B. 用于内脏绞痛　　　C. 用于晚期癌痛
D. 用于手术后疼痛　　　E. 用于关节痛

15. 与吗啡相比,哌替啶的特点是
A. 依赖性比吗啡弱　　　　　　　　B. 镇痛作用强　　　　　　C. 作用持续时间较吗啡长
D. 等效镇痛剂量抑制呼吸作用弱　　E. 大剂量也不引起平滑肌收缩

16. 喷他佐辛很少引起依赖性的原因是
A. 拮抗 μ 受体　　　B. 拮抗 κ 受体　　　C. 拮抗 σ 受体
D. 拮抗 δ 受体　　　E. 激动 κ 受体

17. 喷他佐辛的特点是
A. 无呼吸抑制作用　　　　　　　　B. 镇痛作用强　　　　C. 可引起直立性低血压
D. 依赖性很小,已列入非麻醉药品　　E. 不引起心率加快

18. 作用持续时间最短的镇痛药是
A. 哌替啶　　　B. 阿法罗定　　　C. 芬太尼　　　D. 喷他佐辛　　　E. 曲马朵

19. 对某些阿片受体有激动作用,对另一些又有拮抗作用的是
A. 喷他佐辛　　　B. 二氢埃托啡　　　C. 哌替啶　　　D. 美沙酮　　　E. 纳洛酮

20. 下列镇痛药在治疗剂量不抑制呼吸的是
A. 吗啡　　　B. 喷他佐辛　　　C. 阿法罗定　　　D. 美沙酮　　　E. 曲马朵

21. 下列对纳洛酮的描述哪项是错误的
A. 对各型阿片受体都有拮抗作用　　B. 本身具有明显药物效应及毒性
C. 对吗啡成瘾者可迅速诱发戒断症状　　D. 适用于阿片类镇痛药急性中毒
E. 口服给药,首关消除明显

22. 下列镇痛作用效价最强的药物是
A. 吗啡　　　B. 二氢埃托啡　　　C. 芬太尼　　　D. 喷他佐辛　　　E. 阿法罗定

23. 某患者,因严重偏头痛就诊,宜选用下列哪种镇痛药
    A. 吗啡          B. 哌替啶        C. 布桂嗪        D. 美沙酮        E. 曲马朵
24. 某患者,男,42岁,长期慢性消耗性腹泻。为减轻症状,宜选用下列何药
    A. 罗通定        B. 美沙酮        C. 阿法罗定      D. 阿片酊        E. 哌替啶

(二) B 型题

(25~27 题共用备选答案)
    A. 耐受性                        B. 成瘾性                        C. 抑制呼吸中枢
    D. 扩张血管                      E. 收缩胆道括约肌
25. 镇痛药急性中毒致死的主要原因是
26. 镇痛药严格控制应用的原因是
27. 哌替啶、吗啡不单用于胆绞痛的原因是

(三) X 型题

28. 吗啡可用于治疗
    A. 创伤性剧痛                    B. 晚期癌症疼痛                  C. 支气管哮喘
    D. 心源性哮喘                    E. 分娩疼痛
29. 阿片受体激动药有
    A. 吗啡          B. 哌替啶        C. 可待因        D. 纳洛酮        E. 罗通定
30. 麻醉性镇痛药的共同不良反应有
    A. 耐受性                        B. 依赖性                        C. 收缩内脏平滑肌
    D. 扩张血管                      E. 抑制呼吸
31. 哌替啶无下列哪项作用
    A. 镇静          B. 镇痛          C. 镇咳          D. 止泻          E. 扩血管
32. 非麻醉性镇痛药有
    A. 吗啡          B. 哌替啶        C. 喷他佐辛      D. 罗通定        E. 二氢埃托啡
33. 吗啡对消化道的作用是
    A. 降低胃、十二指肠张力,使胃排空延迟          B. 抑制消化液分泌,延缓食物消化
    C. 提高小肠及大肠平滑肌张力,抑制蠕动          D. 抑制消化道功能,止吐
    E. 使胆道奥狄括约肌痉挛,胆汁排出受阻
34. 吗啡与哌替啶的共性有
    A. 激动中枢阿片受体               B. 用于人工冬眠                  C. 可致直立性低血压
    D. 提高胃肠平滑肌及括约肌张力     E. 有依赖性
35. 罗通定的特点有
    A. 镇痛作用较解热镇痛药强         B. 镇痛机制是由于阻断 μ 受体
    C. 对慢性钝痛疗效好               D. 对晚期癌症止痛疗效较差
    E. 也可用于痛经及分娩止痛
36. 某患者,男,40岁,因昏迷急诊入院,体检:呼吸 8 次/分,血压 70/40 mmHg,双侧瞳孔极度缩小,有吸毒史,诊断为吗啡急性中毒,宜采取的措施有
    A. 人工呼吸                      B. 给氧                          C. 注射纳洛酮
    D. 酌情给中枢兴奋药尼可刹米       E. 静脉滴注阿托品

37.某心衰患者,突发呼吸困难,咯粉红色泡沫样痰,听诊有奔马律,X线示心脏增大,肺淤血,诊断为心源性哮喘,可用下列哪项治疗

  A.呋塞米    B.肾上腺素    C.毒毛花苷K  D.哌替啶    E.氨茶碱

## 二、填空题

1.因吗啡较易产生依赖性,故其镇痛作用已被_____所取代,镇咳作用已被_____所取代。

2.吗啡急性中毒的主要表现为_____、_____、_____。中毒死亡的主要原因_____。中毒所需解救药是_____。

3.哌替啶用于胆、肾绞痛时应与_____合用。原因是哌替啶可兴奋_____。

4.哌替啶临床主要用于_____、_____、_____、_____,其主要不良反应为_____。

## 三、问答题

1.吗啡和哌替啶为何可以治疗心源性哮喘而禁用于支气管哮喘的患者?

2.治疗内脏绞痛(如胆、肾绞痛)时为什么需将镇痛药与解痉药阿托品合用?

## 四、处方分析

一产妇,医师确定胎儿在2小时内可以娩出,为分娩止痛,医师开出下列处方,请分析是否合理?为什么?

Rp:

  盐酸吗啡注射液  10 mg×1支

    用法: 10 mg/次 立即肌内注射

# 【参考答案】

## 一、选择题

(一)A型题

1.D 2.D 3.C 4.B 5.C 6.A 7.D 8.E 9.E 10.C 11.C 12.B 13.C 14.E 15.A 16.A 17.D 18.C 19.A 20.E 21.B 22.B 23.C 24.D

(二)B型题

25.C 26.B 27.E

(三)X型题

28.ABD 29.ABC 30.ABE 31.CD 32.CD 33.BCE 34.ACDE 35.ACDE 36.ABCD 37.ACDE

## 二、填空题

1.哌替啶,可待因

2.昏迷,呼吸深度抑制,瞳孔针尖样缩小,呼吸抑制,纳洛酮

3.阿托品,胆道括约肌

4.各种剧痛,麻醉前给药,人工冬眠,心源性哮喘,依赖性

### 三、问答题

1. 吗啡和哌替啶用于治疗心源性哮喘的目的是:①抑制呼吸并降低呼吸中枢对 $CO_2$ 的敏感性,使急促浅表的呼吸得以缓解;②扩张外周血管,减轻心脏负担;③其镇静作用有利于消除患者的紧张、恐惧情绪,也可减轻心脏负担。禁用于支气管哮喘是因为其可抑制呼吸、咳嗽反射,促进组胺释放而致支气管收缩。

2. 内脏绞痛是由内脏平滑肌痉挛引起的,镇痛药通过兴奋中枢的阿片受体而呈现镇痛作用,其对内脏平滑肌无松弛作用,反而呈现兴奋作用,使内脏平滑肌张力增高。因此,在应用镇痛药治疗内脏绞痛时,必须与解痉药阿托品合用。

### 四、处方分析

不合理,吗啡禁用于分娩止痛。原因:①吗啡能通过胎盘屏障进入胎儿体内,抑制胎儿呼吸中枢,使新生儿自主呼吸受抑制;②吗啡能对抗催产素兴奋子宫的作用而延长产程。可酌情使用哌替啶缓解疼痛。

## 【难点解析】

### 一、选择题

2. 镇痛药吗啡或哌替啶是通过兴奋中枢的阿片受体而呈现镇痛作用,其对内脏平滑肌无松弛作用,反而有兴奋作用,使内脏平滑肌张力增高。因此,在应用镇痛药治疗内脏绞痛时,必须与解痉药阿托品合用。故正确答案是 D。

5. 哌替啶的作用特点是无缩瞳、镇咳、止泻及延长产程作用。

28. 吗啡可收缩支气管平滑肌,故不可用于支气管哮喘,吗啡可松弛子宫平滑肌,从而延长产程,故不可用于分娩镇痛。故答案是 ABD。

37. 肾上腺素可兴奋心脏,加大心肌耗氧量,使心衰加重,故不宜选择。利尿药减少血容量,降低心脏前后负荷,毒毛花苷 K 是治疗心衰的主要药物,哌替啶可降低呼吸中枢对 $CO_2$ 的敏感性从而改善呼吸急促的状态,氨茶碱可增强心肌收缩力,改善心衰。故正确答案是 ACDE。

(杨宇清　阚　晶)

# 第九章 解热镇痛抗炎药

## 【学习重点】

学习代表药阿司匹林的作用、作用机制、临床用途、不良反应。

## 【学习指导】

1. 以阿司匹林为代表学习解热镇痛药的作用、用途和不良反应,比较对乙酰氨基酚、保泰松和吲哚美辛的作用特点。
2. 了解解热镇痛抗炎药的分类、合理用药原则。

一、选择题

(一) A 型题

1. 阿司匹林解热作用的机制是
 A. 抑制丘脑体温调节中枢,使产热减少　　B. 兴奋汗腺上 M 受体,使出汗增加
 C. 中和内毒素　　　　　　　　　　　　　D. 抑制中枢前列腺素的合成
 E. 抑制外周前列腺素的合成
2. 下列无抗炎抗风湿作用的是
 A. 阿司匹林　　B. 对乙酰氨基酚　　C. 布洛芬　　D. 舒林酸　　E. 萘普生
3. 防治阿司匹林胃肠道反应的措施不包括
 A. 饭后服　　　　　　　　B. 同服抗酸药　　　　C. 同服维生素 K
 D. 溃疡病患者禁用　　　　E. 注意疗程与剂量
4. 与阿司匹林有交叉过敏反应的药物是
 A. 羟布宗　　B. 吡罗昔康　　C. 对乙酰氨基酚　　D. 吲哚美辛　　E. 布洛芬
5. 阿司匹林导致凝血障碍应选用哪项对抗
 A. 维生素 C　　B. 维生素 $B_1$　　C. 维生素 $B_{12}$　　D. 维生素 K　　E. 华法林
6. 阿司匹林过敏反应的表现是
 A. 胃肠道反应　　B. 水杨酸反应　　C. 哮喘　　D. 凝血障碍　　E. 呼吸抑制
7. 胃肠道刺激性较小的抗风湿药是
 A. 阿司匹林　　B. 布洛芬　　C. 吲哚美辛　　D. 羟基保泰松　　E. 对乙酰氨基酚
8. 解热镇痛药的共同作用机制是
 A. 抑制前列腺素合成　　　　B. 抑制维生素 K 合成　　C. 抑制血小板聚集
 D. 抑制凝血酶原合成　　　　E. 兴奋阿片受体
9. 阿司匹林禁用于
 A. 风湿病　　B. 感冒发热　　C. 支气管哮喘　　D. 脑血栓　　E. 头痛

10. 有关对乙酰氨基酚的叙述错误的是
   A. 镇痛作用是由于抑制前列腺素的合成    B. 解热、镇痛、抗炎抗风湿作用较强
   C. 无依赖性           D. 不抑制呼吸      E. 用于钝痛
11. 吲哚美辛常见的不良反应是
   A. 胃肠道反应         B. 高铁血红蛋白症   C. 抑制骨髓造血
   D. 过敏反应           E. 血尿、蛋白尿、水肿
12. 小剂量阿司匹林预防血栓形成的机制是
   A. 直接抑制血小板聚集    B. 抑制环氧酶,减少血栓素 $A_2$ 形成
   C. 抑制凝血酶的形成      D. 激活血浆中抗凝血酶Ⅲ
   E. 对抗维生素 K 的作用
13. 阿司匹林不具有下列哪项不良反应
   A. 水钠潴留   B. 胃肠道反应   C. 过敏反应   D. 凝血障碍   E. 水杨酸样反应
14. 过量可引起肝损害的解热镇痛药是
   A. 阿司匹林   B. 对乙酰氨基酚   C. 吲哚美辛   D. 吡罗昔康   E. 布洛芬
15. 某消化性溃疡患者,因发热就诊,宜选用下列何药退热
   A. 布洛芬   B. 阿司匹林   C. 吲哚美辛   D. 保泰松   E. 对乙酰氨基酚
16. 刘某,男,31 岁,患风湿性关节炎多年,长期服用下列某一非甾体抗炎药,近来渐感疲乏无力、心悸等,医师诊断为非甾体抗炎药引起的消化性溃疡伴慢性失血性贫血,请分析最有可能是下列哪个药物所致
   A. 阿司匹林   B. 舒林酸   C. 布洛芬   D. 萘普生   E. 对乙酰氨基酚

(二) B 型题
(17~19 题共用备选答案)
   A. 阿司匹林   B. 对乙酰氨基酚   C. 布洛芬   D. 萘普生   E. 吲哚美辛
17. 目前最强的前列腺素合成酶抑制药是
18. 治疗类风湿性关节炎的首选药是
19. 不用于抗炎抗风湿的药是
(20~23 题共用备选答案)
   A. 阿司匹林   B. 吡罗昔康   C. 布洛芬   D. 对乙酰氨基酚   E. 吲哚美辛
20. 患病毒性感染的青少年应用可致瑞夷综合征的是
21. 长期应用可致视物模糊、中毒性弱视的是
22. 对肝、肾有损害,3 岁以下儿童慎用的是
23. 与阿司匹林有交叉过敏反应的是

(三) X 型题
24. 阿司匹林的作用有
   A. 解热   B. 镇痛   C. 抗风湿   D. 抗血小板聚集   E. 镇静
25. 阿司匹林禁用于
   A. 支气管哮喘   B. 胃溃疡   C. 严重肝损害   D. 低凝血酶原血症者   E. 术前 1 周
26. 防治阿司匹林胃肠道反应的措施有
   A. 饭前服          B. 用肠溶片         C. 同服抗酸药
   D. 溃疡病者禁用    E. 同服维生素 K
27. 常用的解热镇痛药复方制剂中,含有的下列何种成分具有中枢性兴奋作用

A.氯苯那敏　　　　B.右美沙芬　　　　C.伪麻黄碱　　　D.对乙酰氨基酚　E.咖啡因
28.能产生明显的抗炎作用的药物有
A.布洛芬　　　　　B.对乙酰氨基酚　　C.阿司匹林　　　D.吲哚美辛　　　E.保泰松
29.解热镇痛药的镇痛特点是
A.适用于慢性钝痛　　　　　B.无依赖性　　　　　　C.不抑制呼吸
D.创伤性剧痛无效　　　　　E.胆绞痛加解痉药可增效
30.复方阿司匹林内含
A.阿司匹林　　　　B.非那西丁　　　　C.咖啡因　　　　D.苯巴比妥　　　E.安乃近
31.阿司匹林的临床适应证是
A.头痛、牙痛、痛经　　　　B.感冒发热　　　　　　C.急性风湿性关节炎
D.胆绞痛　　　　　　　　　E.预防心肌梗死
32.可诱发或加重支气管哮喘的药物有
A.吗啡　　　　　　B.阿司匹林　　　　C.吲哚美辛　　　D.普萘洛尔　　　E.新斯的明

二、填空题

1.解热镇痛药的基本作用有＿＿＿＿＿、＿＿＿＿＿、＿＿＿＿＿，其作用机制主要是＿＿＿＿＿＿。
2.阿司匹林具有＿＿＿＿＿、＿＿＿＿＿、＿＿＿＿＿、＿＿＿＿＿等药理作用。其不良反应表现为＿＿＿＿＿、＿＿＿＿＿、＿＿＿＿＿、＿＿＿＿＿、＿＿＿＿＿。
3.对乙酰氨基酚临床不用于抗风湿的原因是＿＿＿＿＿＿＿＿＿＿＿＿＿＿＿＿。

三、简答题

1.比较阿司匹林与吗啡镇痛作用的区别。
2.为什么阿司匹林防止血栓形成必须用小剂量？

四、处方分析

某风湿性关节炎患者,膝关节疼痛已数年,时轻时重,行走不便,医师开出了下列处方,请分析是否合理？为什么？

Rp：

　　阿司匹林片　0.5 g×48 片

　　　　用法：1.0 g/次　3 次/天

　　硫酸罗通定片　30 mg×30 片

　　　　用法：60 mg/次　3 次/天

# 【参考答案】

一、选择题

(一) A 型题

1.D　2.B　3.C　4.D　5.D　6.C　7.B　8.A　9.C　10.B　11.A　12.B　13.A　14.B

15. E    16. A
(二)B 型题
17. E    18. A    19. B    20. A    21. C    22. D    23. E
(三)X 型题
24. ABCD    25. ABCDE    26. BCD    27. CE    28. ACDE    29. ABCD    30. ABC    31. ABCE
32. ABCDE

二、填空题
1. 解热,镇痛,抗炎抗风湿,抑制前列腺素合成酶
2. 解热,镇痛,抗炎抗风湿,抗血栓,胃肠道反应,水杨酸样反应,凝血障碍,过敏反应,瑞夷综合征
3. 无抗风湿作用

三、简答题
1. 吗啡与阿司匹林的镇痛作用比较

| | 吗啡 | 阿司匹林 |
|---|---|---|
| 作用部位 | 中枢 | 外周 |
| 作用机制 | 兴奋阿片受体 | 抑制前列腺素合成 |
| 作用特点 | 强 | 中等 |
| 临床应用 | 急性锐痛 | 慢性钝痛 |
| 成瘾性 | 有 | 无 |

2. 这是因为在血小板中的前列腺素合成酶对阿司匹林的敏感性较血管壁中前列腺素合成酶为高。当应用小剂量时,血小板中的前列腺素合成酶即可受到抑制,进而抑制血栓素 $A_2$ 的生成,从而阻止血小板聚集。当应用较大剂量(解热镇痛剂量)时,血小板和血管壁中的前列腺素合成同时受到抑制,即血栓素 $A_2$ 和前列环素的生成同时受抑制,故阿司匹林防止血栓形成必须用小剂量,建议每日口服不超过 100 mg。

四、处方分析
合理。风湿性关节炎的对症治疗主要选用非甾体抗炎药,疗效不佳时可换用糖皮质激素进行治疗。罗通定为非麻醉性镇痛药,可协助阿司匹林达到止痛目的。

【难点解析】

一、选择题
3. 阿司匹林引起的凝血障碍可用维生素 K 防治,故答案是 C。
4. 吲哚美辛(消炎痛)常见的不良反应有过敏反应,严重者可引起哮喘,与阿司匹林有交叉过敏反应。
15. 对乙酰氨基酚解热作用较强而持久,在治疗量时不良反应少,对胃刺激小,不诱发溃疡。故正确答案是 E。
29. 胆绞痛不宜用解热镇痛药,只能用镇痛药吗啡或哌替啶,同时加上解痉药如阿托品。故正确答案是 ABCD。

(杨宇清　阚晶)

# 第十章　中枢兴奋药

## 【学习重点】

学习中枢兴奋药的分类及各类的代表药物。

## 【学习指导】

1. 了解中枢兴奋药的分类,分析各类中枢兴奋药的基本作用、临床用途及不良反应。
2. 熟悉咖啡因和尼可刹米(可拉明)的作用特点。

一、选择题

(一) A 型题

1. 中枢兴奋药临床主要用于治疗
   A. 心脏骤停　　　B. 呼吸衰竭　　　C. 抗休克　　　D. 呼吸肌麻痹　　　E. 心律失常
2. 关于尼可刹米叙述错误的是
   A. 直接兴奋血管平滑肌　　　　　　B. 直接兴奋呼吸中枢
   C. 吗啡中毒解救效果较好　　　　　D. 巴比妥类中毒解救效果较差
   E. 刺激颈动脉体和主动脉体的化学感受器
3. 新生儿窒息时宜首选
   A. 尼可刹米　　B. 洛贝林(山梗菜碱)　　C. 二甲弗林　　D. 咖啡因　　E. 肾上腺素
4. 治疗小儿遗尿症的药物是
   A. 甲氯芬酯　　　B. 二甲弗林　　　C. 咖啡因　　　D. 洛贝林　　　E. 尼可刹米
5. 抢救吗啡中毒引起的呼吸抑制效果较好的药物是
   A. 甲氯芬酯　　　B. 二甲弗林　　　C. 咖啡因　　　D. 洛贝林　　　E. 尼可刹米
6. 关于洛贝林的描述,错误的是
   A. 反射性兴奋呼吸中枢　　　　　　B. 作用持续时间短暂
   C. 治疗量易引起惊厥　　　　　　　D. 安全范围较大
   E. 主要用于治疗新生儿窒息和一氧化碳中毒
7. 治疗新生儿窒息、小儿传染性疾病引起的呼吸衰竭选用
   A. 尼可刹米　　　B. 洛贝林　　　C. 咖啡因　　　D. 二甲弗林　　　E. 甲氯芬酯

(二) B 型题

(8~10 题共用备选答案)
   A. 小剂量咖啡因　　B. 尼可刹米　　C. 洛贝林　　D. 贝美格　　E. 戊四氮
8. 治疗一氧化碳中毒和新生儿窒息宜首选

9. 吗啡中毒引起的呼吸抑制宜首选
10. 可兴奋大脑皮质,振作精神,提高脑力和体力劳动效率的药物是

**(三) X 型题**

11. 关于尼可刹米,不正确的描述有
   A. 直接兴奋延髓呼吸中枢　　　　　B. 对呼吸中枢无直接兴奋作用
   C. 通过刺激颈动脉体化学感受器反射性兴奋呼吸中枢
   D. 可用于吗啡中毒引起的呼吸衰竭　　E. 首选用于新生儿窒息
12. 尼可刹米兴奋呼吸,其作用部位是兴奋
   A. 延髓呼吸中枢　　B. 大脑皮质　　C. 脊髓　　D. 支气管平滑肌　　E. 颈动脉体化学感受器
13. 有关洛贝林正确的论述是
   A. 反射性兴奋呼吸中枢　　　　　　B. 对呼吸肌麻痹引起的呼吸抑制无效
   C. 对呼吸兴奋作用强而持久　　　　D. 常用于新生儿窒息和一氧化碳中毒
   E. 安全范围窄,过量易致惊厥
14. 具有中枢兴奋作用的药物是
   A. 咖啡因　　　　B. 尼可刹米　　　C. 洛贝林　　　D. 二甲弗林　　　E. 尼可刹米

## 二、填空题

1. 常用的中枢兴奋药有＿＿＿＿、＿＿＿＿、＿＿＿＿、＿＿＿＿等。
2. 咖啡因小剂量(50~200 mg)主要兴奋＿＿＿＿；大剂量可兴奋＿＿＿＿和＿＿＿＿。
3. 尼可刹米能直接兴奋＿＿＿＿,也能通过刺激＿＿＿＿和＿＿＿＿化学感受器反射性地兴奋＿＿＿＿,使呼吸加深加快。
4. 洛贝林主要是通过刺激＿＿＿＿和＿＿＿＿化学感受器,反射性兴奋呼吸中枢。
5. 呼吸三联针是由＿＿＿＿、＿＿＿＿和＿＿＿＿组成。

## 三、简答题

比较咖啡因、尼可刹米、洛贝林对呼吸中枢兴奋作用的异同。

## 四、处方分析

患者,过量服用中枢抑制药导致中毒,表现为昏迷,呼吸频率减慢,此时医师开出了下列处方,请分析是否合理? 为什么?

Rp:
  尼可刹米注射液　0.5 g×10
    用法:0.5 g　肌内注射　1 次/2 小时
  盐酸二甲弗林注射液　8 mg×10
    用法:8 mg　肌内注射　1 次/2 小时

## 【参考答案】

### 一、选择题

(一) A 型题

1. B  2. A  3. B  4. A  5. E  6. C  7. B

(二) B 型题

8. C  9. B  10. A

(三) X 型题

11. BE  12. AE  13. AD  14. ABCDE

### 二、填空题

1. 咖啡因,尼可刹米,洛贝林,哌甲酯

2. 大脑皮质,呼吸中枢,血管运动中枢

3. 呼吸中枢,主动脉体,颈动脉体,呼吸中枢

4. 主动脉体,颈动脉体

5. 哌甲酯,洛贝林,回苏林

### 三、简答题

咖啡因作用及用途:中枢神经系统作用,小剂量(50～200 mg)增强大脑皮质的兴奋过程,改善思维,减轻疲劳;大剂量(0.3～0.5 g)直接兴奋延髓呼吸中枢和血管运动中枢,使呼吸中枢对 $CO_2$ 敏感性增强,呼吸加快加深。临床用于治疗严重传染病、酒精中毒、催眠药和抗组胺药过量引起的中枢抑制。

尼可刹米(可拉明)作用机制:①直接兴奋延髓呼吸中枢;②刺激颈动脉体和主动脉体化学感受器,反射性地兴奋呼吸中枢。临床用途:用于各种原因引起的中枢性呼吸抑制。对肺心病和吗啡中毒引起的呼吸抑制效果较好。

洛贝林(山梗菜碱):无直接兴奋延髓呼吸中枢的作用,而是刺激颈动脉体和主动脉体化学感受器,反射性地兴奋呼吸中枢。不易发生惊厥。主要用于小儿窒息、一氧化碳中毒等。

### 四、处方分析

不合理。两者均为呼吸中枢兴奋药,同时应用易导致惊厥。在临床上可单用一种药物或两种交替使用。

(杨宇清  阚 晶)

# 第十一章 钙通道阻滞药

【学习重点】

学习常用药物硝苯地平、维拉帕米、地尔硫䓬的药理作用、临床用途及主要不良反应。

【学习指导】

在熟悉钙通道阻滞药的分类及其代表药的基础上,先从总体上掌握钙通道阻滞药的药理作用与临床应用,再进一步比较分析每类药物的临床应用特点及不良反应。

一、选择题

(一) A 型题

1. 钙拮抗药对哪种心绞痛疗效最好
   A. 稳定型心绞痛　　　　　　　B. 变异型心绞痛　　　　C. 初发型心绞痛
   D. 恶化型心绞痛　　　　　　　E. 自发型心绞痛

2. 维拉帕米对下列哪种心律失常效果最好
   A. 房室传导阻滞　　　　　　　B. 阵发性室上性心动过速　　C. 室性心动过速
   D. 室性期前收缩　　　　　　　E. 强心苷中毒所致心律失常

3. 半衰期最长的钙拮抗药是
   A. 尼莫地平　　B. 非洛地平　　C. 氨氯地平　　D. 维拉帕米　　E. 尼群地平

4. 与维拉帕米相比,硝苯地平特有的对心脏的作用是
   A. 抑制窦房结自律性　　　　　B. 整体条件下可反射性使心率加快
   C. 减慢房室结传导性　　　　　D. 适用于治疗阵发性室上性心动过速
   E. 可防治心绞痛

5. 与维拉帕米和地尔硫䓬相比,硝苯地平最主要的不良反应是
   A. 房室传导阻滞　　B. 降低心肌收缩力　　C. 低血压　　D. 药疹　　E. 肝脏损害

6. 下列哪组药物属于非选择性钙通道阻滞剂
   A. 维拉帕米和戈洛帕米　　　　B. 尼莫地平和氨氯地平
   C. 普尼拉明和氟桂利嗪　　　　D. 尼群地平和地尔硫䓬
   E. 地尔硫䓬和尼索地平

7. 钙通道阻滞剂不具有下列哪项作用
   A. 负性肌力作用　　　　　　　B. 负性频率作用　　　　C. 扩张血管作用
   D. 改善组织血流量　　　　　　E. 加快传导作用

## 第十一章 钙通道阻滞药

8. 对变异型心绞痛最好选用下列哪种药物
   A. 尼群地平    B. 氨氯地平    C. 硝苯地平    D. 尼莫地平    E. 哌克昔林
9. 硝苯地平不宜用于下列哪种疾病
   A. 高血压    B. 变异型心绞痛    C. 稳定型心绞痛
   D. 阵发性室上性心动过速    E. 外周血管痉挛性疾病
10. 作用于钙通道开放态的药物是
    A. 地尔硫䓬    B. 维拉帕米    C. 硝苯地平    D. 尼群地平    E. 氨氯地平
11. 关于钙通道阻滞剂的叙述哪一项是错误的
    A. 分为选择性和非选择性钙通道阻滞剂
    B. 钙通道阻滞剂的受体可产生相互影响
    C. 分别作用于钙通道的不同状态
    D. 各类药物的作用均呈频率依赖性
    E. 对电压门控性钙通道的阻滞作用较配体门控性钙通道强

(二) B 型题

(12~13 题共用备选答案)
   A. 维拉帕米    B. 氨氯地平    C. 硝苯地平    D. 地尔硫䓬    E. 尼莫地平
12. 易引起反射性交感神经兴奋的钙通道阻滞剂是
13. 能提高二氢吡啶受体与药物亲和力的钙通道阻滞剂是

(三) X 型题

14. 属于二氢吡啶类的钙通道阻滞剂是
    A. 硝苯地平    B. 氨氯地平    C. 地尔硫䓬    D. 尼莫地平    E. 尼群地平
15. 钙通道阻滞剂可用于哪些心血管疾病
    A. 高血压    B. 心绞痛    C. 心律失常    D. 肥厚性心肌病    E. 慢性心功能不全
16. 变异型心绞痛可用下列哪些药物治疗
    A. 维拉帕米    B. 硝苯地平    C. 地尔硫䓬    D. 硝酸甘油    E. 普萘洛尔
17. 钙通道阻滞剂对心脏的作用是
    A. 负性频率作用    B. 负性传导作用
    C. 负性肌力作用    D. 保护缺血心肌作用
    E. 舒张冠状血管作用
18. 硝苯地平的不良反应有
    A. 低血压    B. 心率加快    C. 踝部水肿    D. 头痛、面红    E. 房室传导阻滞
19. 维拉帕米、地尔硫䓬禁用于
    A. 严重心力衰竭    B. 病窦综合征    C. 支气管哮喘
    D. 窦性心动过缓    E. 二至三度房室传导阻滞

二、填空题

1. 硝苯地平应用后可使心率_____，维拉帕米应用后可使心率_____。
2. 舒血管作用最强的钙通道阻滞剂是_____，对心脏抑制作用最明显的钙拮抗药

为_____。
3. 常用于抗心律失常的钙通道阻滞剂为_____、_____。
4. 治疗脑血管疾病最好选用_____或_____。
5. 钙通道阻滞剂主要用于_____、_____、_____。

### 三、问答题

1. 钙通道阻滞剂常分为几类？各举一代表药。
2. 简要回答钙通道阻滞剂的临床用途。

## 【参考答案】

### 一、选择题

**（一）A 型题**

1. B  2. B  3. C  4. B  5. C  6. C  7. E  8. C  9. D  10. B  11. D

**（二）B 型题**

12. C  13. D

**（三）X 型题**

14. ABDE  15. ABCDE  16. ABCD  17. ABCDE  18. ABCDE  19. ABDE

### 二、填空题

1. 加快，减慢
2. 硝苯地平，维拉帕米
3. 维拉帕米，地尔硫䓬
4. 尼莫地平，氟桂利嗪
5. 高血压，心绞痛，心律失常

### 三、问答题

1. 钙通道阻滞剂可分为两大类六小类。其中一类是选择性钙通道阻滞剂：①苯烷胺类，如维拉帕米等；②二氢吡啶类，如硝苯地平等；③地尔硫䓬类，如地尔硫䓬等。另一类是非选择性钙通道阻滞剂：①双苯烷胺类，如氟桂利嗪等；②普尼拉明类，如普尼拉明等；③其他类，如哌克昔林等。

2. 临床主要用于
（1）心血管系统疾病：①高血压，包括轻、中、重度高血压及高血压危象；②心绞痛，包括稳定型心绞痛、不稳定型心绞痛、变异型心绞痛；③心律失常，主要用于室上性心律失常；④肥厚性心肌病；⑤慢性心功能不全。
（2）脑血管疾病：包括短暂性脑出血、脑栓塞、脑血管痉挛等。
（3）其他：外周血管痉挛性疾病，支气管哮喘，胃肠痉挛性绞痛，早产，痛经，动脉粥样硬化，食管贲门失弛缓症，偏头痛等。

（杨宇清　阚晶）

# 第十二章 抗高血压药

## 【学习重点】

学习抗高血压药物的分类及各类代表药物的降压特点,学会合理选择降压药物。

## 【学习指导】

1. 复习血压形成和影响血压的因素,加深对降压药作用机制的理解。
2. 重点掌握临床常用的一线抗高血压药物:利尿药、钙通道阻滞药、β受体阻断药、血管紧张素转化酶抑制药和血管紧张素Ⅱ受体阻断药、$α_1$受体阻断药的降压作用、临床应用及主要不良反应,并同时从总体上熟悉抗高血压药的用药原则。
3. 通过对各类常用抗高血压药药理作用及其机制的学习,掌握各型高血压及高血压急症时药物的选择,能够分析、解释涉及本章药物的处方合理性。

一、选择题

(一)A型题

1. 联合用药治疗高血压的基础药是
   A. 呋塞米　　B. 氢氯噻嗪　　C. 螺内酯　　D. 氨苯蝶啶　　E. 阿米洛利
2. 治疗高血压危象时首选
   A. 可乐定　　B. 利舍平　　C. 硝普钠　　D. 哌唑嗪　　E. 甲基多巴
3. 必须静滴才能维持降压效果的是
   A. 硝苯地平　　B. 硝普钠　　C. 二氮嗪　　D. 哌唑嗪　　E. 硝酸甘油
4. 治疗伴有消化性溃疡的高血压患者不宜选择
   A. 可乐定　　B. 卡托普利　　C. 利舍平　　D. 氯沙坦　　E. 氨氯地平
5. 单独使用易诱发心绞痛的降压药是
   A. 肼屈嗪　　B. 卡托普利　　C. 普萘洛尔　　D. 地尔硫䓬　　E. 哌唑嗪
6. 下列药物中属于钙通道阻滞药的降压药是
   A. 卡托普利　　B. 乌拉地尔　　C. 利舍平　　D. 哌唑嗪　　E. 硝苯地平
7. 卡托普利不会产生下列哪种不良反应
   A. 低血钾　　B. 干咳　　C. 低血压　　D. 皮疹　　E. 脱发
8. 下列哪种药物可推迟或防止糖尿病性肾病的进展
   A. 肼屈嗪　　B. 米诺地尔　　C. 利舍平　　D. 二氮嗪　　E. 卡托普利
9. 肼屈嗪和下列哪种药物合用,既可增加降压效果又可减轻心悸等不良反应
   A. 二氮嗪　　B. 普萘洛尔　　C. 氢氯噻嗪　　D. 哌唑嗪　　E. 米诺地尔

10. 能抑制血管平滑肌细胞增生增殖,恢复血管顺应性的药物是
    A. 可乐定　　　　B. 胍乙啶　　　　C. 肼屈嗪　　　　D. 哌唑嗪　　　　E. 卡托普利
11. 高血压伴有糖尿病的患者不宜用
    A. 噻嗪类药物　　　　　　　B. 血管扩张药　　　　C. 血管紧张素转化酶抑制药
    D. 神经节阻断药　　　　　　E. 中枢降压药
12. 肾性高血压最好选用
    A. 肼屈嗪　　　　B. 卡托普利　　　C. 呋塞米　　　　D. 可乐定　　　　E. 硝酸甘油
13. 可治疗高血压的 $\alpha_1$ 受体阻断药是
    A. 妥拉唑啉　　　B. 酚妥拉明　　　C. 酚苄明　　　　D. 哌唑嗪　　　　E. 可乐定
14. 遇光容易分解,配制和应用时必须避光的药物是
    A. 硝苯地平　　　B. 硝普钠　　　　C. 二氮嗪　　　　D. 哌唑嗪　　　　E. 硝酸甘油
15. 哌唑嗪降压时较少引起心率加快的原因是
    A. 阻断 $\alpha_1$ 及 $\beta$ 受体　　　　B. 阻断 $\alpha_2$ 受体　　　　C. 阻断 $\alpha_1$ 及 $\alpha_2$ 受体
    D. 阻断 $\alpha_1$ 受体,不阻断 $\alpha_2$ 受体　　E. 以上都不对
16. 具有中枢降压作用的药物是
    A. 胍乙啶　　　　B. 可乐定　　　　C. 二氮嗪　　　　D. 吡那地尔　　　E. 肼屈嗪
17. 高血压合并心衰、心脏扩大者不宜选用
    A. 卡托普利　　　B. 硝普钠　　　　C. 普萘洛尔　　　D. 尼群地平　　　E. 硝苯地平
18. 选择性阻断 $\beta_1$ 受体的降压药是
    A. 拉贝洛尔　　　B. 美托洛尔　　　C. 普萘洛尔　　　D. 哌唑嗪　　　　E. 硝苯地平
19. 直接扩张血管的降压药是
    A. 肼屈嗪　　　　B. 可乐定　　　　C. 卡托普利　　　D. 哌唑嗪　　　　E. 噻吗洛尔
20. 能够逆转心肌肥厚的抗高血压药是
    A. 阿替洛尔　　　B. 可乐定　　　　C. 甲基多巴　　　D. 利舍平　　　　E. 氯沙坦
21. 氯沙坦的降压机制是
    A. 阻断 $\alpha$ 及 $\beta$ 受体　　　　B. 抑制 ACE　　　　C. 阻断 $AT_1$ 受体
    D. 阻滞 $Ca^{2+}$ 通道　　　　　　　E. 阻断 $\beta$ 受体
22. 下列哪种药物可抑制肾素释放
    A. 依那普利　　　B. 氢氯噻嗪　　　C. 普萘洛尔　　　D. 美卡拉明　　　E. 硝苯地平
23. 下列哪项可加重胃、十二指肠溃疡
    A. 利舍平　　　　B. 可乐定　　　　C. 甲基多巴　　　D. 肼屈嗪　　　　E. 米诺地尔
24. 下列哪种药物兼有促进毛发生长和成熟的作用
    A. 二氮嗪　　　　B. 米诺地尔　　　C. 普萘洛尔　　　D. 哌唑嗪　　　　E. 氢氯噻嗪
25. 关于 $\beta$ 受体阻断药的降压机制,下列叙述哪项不正确
    A. 抑制肾素释放　　　　　　B. 减少心排出量　　　　C. 扩张血管
    D. 减少交感递质释放　　　　E. 中枢降压作用
26. 45 岁的男性高血压患者,合并窦性心动过速,宜选择下列哪种药物治疗高血压
    A. 肼屈嗪　　　　B. 硝苯地平　　　C. 米诺地尔　　　D. 哌唑嗪　　　　E. 普萘洛尔
27. 某男,53 岁,高血压病,正在服用噻嗪类药,进食低脂肪、低盐、低三酰甘油食物。长期服

用噻嗪类药物,应告诉患者进食哪种元素含量高的食物
　　A. 钙　　　　　　B. 钾　　　　　　C. 镁　　　　　　D. 铁　　　　　　E. 硒
28. 某女,高血压病,一日与家人生气后突然出现头痛、眩晕、视物模糊,选用硝普钠治疗,静滴硝普钠时,错误的操作是
　　A. 准确控制滴速　　　　　　　B. 始终守候严密监测　　　C. 药液现用现配
　　D. 静脉滴注受阻挤压输液管　　　E. 避光纸包裹静脉滴注容器

(二) B 型题

(29～30 题共用备选答案)
　　A. 肼屈嗪　　　　B. 拉贝洛尔　　　C. 硝普钠　　　D. 氢氯噻嗪　　　E. 普萘洛尔
29. 阻断 α、β 受体,扩张血管的药物是
30. 减少血管平滑肌细胞内的 $Na^+$ 浓度的药物是

(31～32 题共用备选答案)
　　A. 普萘洛尔　　　B. 硝苯地平　　　C. 氢氯噻嗪　　　D. 呋塞米　　　E. 利舍平
31. 伴有支气管哮喘的高血压患者不宜使用的药物是
32. 伴有精神抑郁的高血压患者不宜使用的药物是

(33～35 题共用备选答案)
　　A. 低血钾　　　B. 精神抑郁　　　C. 反跳现象　　　D. 心率加快　　　E. 体位性低血压
33. 突然停用可乐定的不良反应是
34. 长期应用氢氯噻嗪的主要不良反应是
35. 长期应用肼屈嗪的不良反应是

(三) X 型题

36. 下列哪些药物可治疗高血压危象
　　A. 二氮嗪　　　B. 甲基多巴　　　C. 硝普钠　　　D. 可乐定　　　E. 拉贝洛尔
37. 关于卡托普利的叙述哪些是正确的
　　A. 降压时醛固酮分泌减少　　　　B. 降压时伴有心率加快　　　C. 使缓激肽分解减少
　　D. 对高肾素型高血压有良效　　　E. 易引起电解质紊乱和脂质代谢障碍
38. 能引起心率减慢的降压药是
　　A. 氢氯噻嗪　　　B. 可乐定　　　C. 普萘洛尔　　　D. 甲基多巴　　　E. 硝苯地平
39. 高血压伴有下列哪些疾病的患者宜用普萘洛尔
　　A. 心力衰竭　　　B. 心绞痛　　　C. 支气管哮喘　　　D. 窦性心动过速　　　E. 甲亢
40. 关于硝苯地平的叙述,正确的是
　　A. 扩张冠脉血管　　　　　　　B. 可松弛血管平滑肌而降压
　　C. 适用于各型高血压的治疗　　　D. 逆转左心室的肥厚
　　E. 降压时伴有反射性心率加快和心排出量增加

二、填空题

1. 目前,治疗高血压常用的五类药物是 ＿＿＿＿＿＿＿＿、＿＿＿＿＿＿＿＿、＿＿＿＿＿＿＿＿、＿＿＿＿＿＿＿＿、＿＿＿＿＿＿＿＿。
2. 哌唑嗪如初次用量过大,可出现＿＿＿＿＿＿＿＿。

3. ACEI 降低血压的机制是抑制血液循环和组织中的_____。

### 三、简答题

1. 试述抗高血压药按其作用环节和部位的分类,每类各举一例代表药。
2. 简述卡托普利降血压的作用机制、临床应用及不良反应。

### 四、处方分析

李某,男,58岁,患高血压病15年,近期常出现头晕、头痛、失眠,到医院检查:血压为165/105 mmHg,临床诊断为原发性高血压,医师为其开出下列处方,请分析是否合理,为什么?

Rp:

 普萘洛尔片 10 mg×30

  用法:10 mg/次 3次/天

 氨氯地平片 5 mg×10

  用法:5 mg/次 1次/天

 卡托普利片 25 mg×30

  用法:25 mg/次 3次/天

## 【参考答案】

### 一、选择题

(一) A 型题

1. B  2. C  3. B  4. C  5. A  6. E  7. A  8. E  9. B  10. E  11. A  12. B  13. D  14. B  15. D  16. B  17. C  18. B  19. A  20. E  21. C  22. C  23. A  24. B  25. C  26. E  27. B  28. D

(二) B 型题

29. B  30. D  31. A  32. E  33. C  34. A  35. D

(三) X 型题

36. ACE  37. ACD  38. BCD  39. BDE  40. ABCDE

### 二、填空题

1. 肾上腺素受体阻断药,利尿药,钙拮抗剂,ACEI,血管紧张素受体阻断剂
2. 首剂现象
3. 血管紧张素转化酶(ACE)

### 三、简答题

1. 分类如下:

(1) 主要影响血容量的抗高血压药,如利尿药:氢氯噻嗪。

(2) 血管紧张素Ⅰ转化酶抑制剂:卡托普利;血管紧张素Ⅱ受体($AT_1$)阻断药:氯沙坦。

(3) β受体阻断药:普萘洛尔。

(4) 钙拮抗药:硝苯地平。

(5) 交感神经抑制药:①中枢性抗高血压药:可乐定。②神经节($N_1$受体)阻断药:美卡拉明(美加明)。③抗去甲肾上腺素能神经末梢药:利舍平。④肾上腺素受体阻断药:α受体阻断药酚妥拉明;$α_1$受体阻断药哌唑嗪;α和β受体阻断药拉贝洛尔。

(6) 扩血管药,如直接舒张血管药:肼屈嗪、硝普钠。

2.(1)作用机制:卡托普利通过抑制血管紧张素Ⅰ转换酶,减少强缩血管物质血管紧张素Ⅱ的形成而降压;减少舒血管物质缓激肽的降解而降压;间接减少醛固酮的分泌,引起留钾排钠,减少血容量而降压。

(2) 临床应用:适用于各型高血压。

(3) 不良反应:主要有顽固性干咳、血管神经性水肿、低血压、高血钾。

四、处方分析

合理。此三药联合应用可产生协同作用,可减少不良反应,减少药物剂量,使血压下降更为平稳。

## 【难点解析】

一、选择题

4.利舍平可诱发溃疡,且长期应用可导致抑郁,故伴有溃疡病者、抑郁症病史者禁用或慎用利舍平。故正确答案是C。

27.噻嗪类利尿剂最常见的不良反应是长期应用会引起低血钾,故应该适量补充钾,正确答案是B。

39.普萘洛尔可抑制心肌收缩力,加重心衰,还可收缩支气管平滑肌,诱发哮喘,故心衰和支气管哮喘患者禁用。普萘洛尔可减慢心率、降低心肌耗氧、改善甲亢症状,故正确答案是BDE。

(杨宇清 阚晶)

# 第十三章　抗心绞痛药

## 【学习重点】

学习硝酸甘油等抗心绞痛药的作用特点、临床应用和主要不良反应。

## 【学习指导】

1. 首先掌握心绞痛的发病机制和临床分型,理解与记忆抗心绞痛药的基本作用。
2. 掌握抗心绞痛药物的分类及其代表药的作用特点和临床应用。

一、选择题

(一) A 型题

1. 硝酸甘油扩张血管的作用机制是
   A. 阻断 α 受体　　　　　　B. 直接作用于血管平滑肌　　　　C. 促进前列环素生成
   D. 释放一氧化氮　　　　　E. 阻滞钙通道
2. 硝酸甘油防治心绞痛急性发作时,常用哪种给药途径
   A. 直肠给药　　　　B. 肌内注射　　　　　　C. 软膏涂于前臂、胸和背部皮肤
   D. 口服　　　　　　E. 舌下含服
3. 硝酸甘油在防治心绞痛时的副作用是
   A. 扩张外周血管,减轻心脏的前、后负荷　　　B. 增加心内膜下的血液供应
   C. 开放侧支循环　　　　　　　　　　　　　　D. 反射性的心率加快作用
   E. 增加缺血区的血液供应
4. 下列哪一项不是硝酸甘油的不良反应
   A. 头颈皮肤潮红　　B. 搏动性头痛　　C. 水肿　　D. 直立性低血压　　E. 晕厥
5. 普萘洛尔治疗心绞痛时,下面描述错误的是
   A. 阻断 β 受体,抑制心脏,降低心肌耗氧量
   B. 增大心室容积,延长射血时间,能相对增加心肌耗氧量
   C. 促进氧合血红蛋白的解离,增加组织供氧
   D. 抑制心肌收缩力,减小心室容积,缩短射血时间,降低心肌耗氧量
   E. 改善缺血区心肌的供血
6. 硝酸甘油治疗心绞痛的药理学基础是
   A. 增强心肌收缩力　　　　　　B. 增加心肌耗氧量　　　　C. 改善心肌供血
   D. 松弛血管平滑肌　　　　　　E. 扩张冠状动脉
7. 硝苯地平治疗变异型心绞痛的作用机制是

A. 减弱心肌收缩力 B. 减慢心率 C. 解除冠状动脉痉挛
D. 降低心脏前后负荷 E. 保护心肌细胞

8. 硝酸甘油和普萘洛尔合用治疗心绞痛的理论根据,哪项是错误的
A. 降低心肌耗氧量有协同作用 B. 可减少不良反应的发生
C. 防止反射性心率加快 D. 避免心室容积增加
E. 避免普萘洛尔引起的降压作用

9. 硝酸酯类、β 受体阻断药、钙拮抗药在治疗心绞痛时的共同作用是
A. 减慢心率 B. 扩张冠状动脉 C. 缩小心室容积
D. 降低心肌耗氧量 E. 增强心肌收缩力

10. 为克服硝酸酯类药物的耐受性,下列哪项措施不恰当
A. 适当调整给药剂量 B. 减少给药频率
C. 可根据病情采用最小剂量 D. 间歇给药
E. 限制使用含巯基的药物,如卡托普利等

11. 下列关于硝酸异山梨酯的叙述,哪项是正确的
A. 抗心绞痛作用弱于硝酸甘油 B. 不能口服给药
C. 作用持续时间短于硝酸甘油 D. 其代谢产物没有抗心绞痛作用
E. 又名心痛定

12. 对变异型心绞痛最有效的药物是
A. 硝酸甘油 B. 普萘洛尔 C. 硝苯地平 D. 维拉帕米 E. 异山梨酯

13. 伴有哮喘的心绞痛患者不宜选用
A. 普萘洛尔 B. 硝酸甘油 C. 硝苯地平 D. 维拉帕米 E. 地尔硫草

14. 对心肌细胞有保护作用的抗心绞痛药是
A. 普萘洛尔 B. 硝酸异山梨酯 C. 硝苯地平 D. 硝酸甘油 E. 美托洛尔

15. 硝酸酯类药无下列哪项作用
A. 重新分配冠状动脉血流 B. 改善缺血区的供血
C. 扩张容量血管而降低前负荷 D. 增加室壁张力 E. 增加心率

16. 对各型心绞痛都有效的药物是
A. 普萘洛尔 B. 硝酸异山梨酯 C. 维拉帕米
D. 硝苯地平 E. 硝酸甘油

17. 某患者于平卧时频发胸痛,心电图相关导联的 ST 段抬高,诊断为变异型心绞痛,应选下列哪种药治疗
A. β 受体阻断药 B. 钙拮抗药 C. ACEI D. 双嘧达莫 E. 阿司匹林

18. 某患者,男,50 岁,患支气管哮喘 10 多年,在体力劳动时出现胸骨后压榨性疼痛,不宜选下列哪种药物治疗
A. 硝酸甘油 B. 普萘洛尔 C. 硝苯地平 D. 维拉帕米 E. 硝酸异山梨酯

(二)B 型题
(19~22 题共用备选答案)
A. 硝酸甘油 B. 普萘洛尔 C. 硝苯地平 D. 维拉帕米 E. 地尔硫草

19. 通过释放 NO 产生扩血管作用的药物是

20. 对变异型心绞痛最有效的药物是
21. 伴有哮喘的心绞痛患者不宜选用
22. 可引起心率加快的抗心绞痛药物是

(三) X 型题

23. 普萘洛尔临床可用于
   A. 稳定型心绞痛　　　　　B. 不稳定型心绞痛　　　C. 变异型心绞痛
   D. 窦性心动过速　　　　　E. 高血压
24. 硝酸甘油的适应证有
   A. 高血压　　　　　　　　B. 心律失常　　　　　　C. 心绞痛
   D. 房颤　　　　　　　　　E. 急、慢性充血性心力衰竭
25. 硝酸甘油的不良反应有
   A. 心动过缓　　B. 高铁血红蛋白症　　C. 耐受性　　D. 搏动性头痛　　E. 房颤
26. 某患者,男,45 岁,常在休息或熟睡时发生胸骨后压榨性疼痛,发作时心电图相关导联的 ST 段抬高,诊断为变异型心绞痛,可选用下列哪些药物治疗
   A. 普萘洛尔　　B. 硝苯地平　　C. 维拉帕米　　D. 地尔硫䓬　　E. 硝酸甘油

二、填空题

1. 抗心绞痛药物分为三类,其类别及代表药物分别是:＿＿＿＿＿＿,代表药是＿＿＿＿＿＿；＿＿＿＿＿＿,代表药是＿＿＿＿＿＿；＿＿＿＿＿＿,代表药是＿＿＿＿＿＿。
2. 变异型心绞痛首选＿＿＿＿＿＿,不宜单独选用＿＿＿＿＿＿,因阻断 β 受体,加重冠状动脉痉挛。
3. 硝酸甘油既能＿＿＿＿＿＿心绞痛发作,也能＿＿＿＿＿＿心绞痛发作。对心肌梗死不但能减少＿＿＿＿＿＿,尚能抑制＿＿＿＿＿＿,使梗死面积缩小。
4. 为克服硝酸甘油的耐受性可采用以下措施＿＿＿＿＿＿、＿＿＿＿＿＿、＿＿＿＿＿＿。

三、简答题

1. 简述抗心绞痛代表药硝酸甘油的药理作用。
2. 简述硝酸甘油与普萘洛尔联合应用治疗心绞痛的机制及注意事项。

四、处方分析

患者,女性,62 岁。高血压病多年,近年来劳累后常感胸前区闷痛。前天与邻居争吵,情绪激动,突感胸骨后绞痛,面色苍白,出冷汗,入院诊断为稳定型心绞痛。请问下列处方是否合理? 并说明理由。

Rp:
　　硝酸甘油片　0.5 mg × 20 片
　　　　用法：0.5 mg/次　舌下含服
　　普萘洛尔片　10 mg × 20 片
　　　　用法：10 mg　3 次/天

# 第十三章 抗心绞痛药

## 【参考答案】

一、选择题

（一）A 型题

1. D  2. E  3. D  4. C  5. D  6. D  7. C  8. E  9. D  10. E  11. A  12. C  13. A  14. C  15. D  16. E  17. B  18. B

（二）B 型题

19. A  20. C  21. B  22. A

（三）X 型题

23. ABDE  24. ACE  25. BCD  26. BCDE

二、填空题

1. 硝酸酯类,硝酸甘油,β 受体阻断药,普萘洛尔,钙拮抗剂,硝苯地平
2. 硝苯地平,普萘洛尔
3. 中止,预防,心肌耗氧量,血小板的聚集和黏附
4. 减少给药剂量,延长给药间隔时间,补充含巯基的药物

三、简答题

1. 硝酸甘油的药理作用:主要通过扩张小静脉,减少回心血量,降低心室壁压力而降低心肌耗氧;扩张小动脉,降低外周阻力而降低耗氧;扩张较大的冠状动脉和侧支血管,增加缺血区心肌的供血和供氧;由于心室壁压力的降低,对垂直穿透心肌的冠脉机械压力减少,增加心内膜缺血区的供血。

2. 合用机制:协同降低心肌耗氧:硝酸甘油可通过扩张小静脉和小动脉,减少回心血量,减小心室容积,降低心室壁张力和外周阻力,从而降低心肌耗氧;通过抑制心肌收缩力,减慢心率,降低心肌耗氧;消除各自的不良反应:普萘洛尔可抵消硝酸甘油所引起的反射性心率加快;硝酸甘油可缩小普萘洛尔所引起的心室容积增大和射血时间延长。注意事项:两种药都有降压作用,合用时可导致降压作用过强,可能引起冠脉灌注不足。

四、处方分析

合理。硝酸甘油与普萘洛尔合用,能互相抵长补短,协同降低耗氧量。普萘洛尔可抵消硝酸甘油所引起的反射性心率加快;硝酸甘油可缩小普萘洛尔所引起的心室容积增大和射血时间延长。

## 【难点解析】

一、选择题

3. 硝酸甘油可扩张外周血管,减轻心脏的前、后负荷,且增加心内膜下的血液供应,开放侧支循环,增加缺血区的血液供应,从而改善心绞痛。但是强烈的扩血管作用,引起降压反射效应,从而反射性引起心动过速,使心肌耗氧量增加,有加重心绞痛的倾向。故正确答案是 D。

17. 变异型心绞痛是由于冠状动脉痉挛引起的,故首选直接松弛冠状动脉的药物,切不可选用引起冠状动脉收缩的药物如普萘洛尔。故正确答案是 B。

24. 硝酸甘油可用于冠心病心绞痛的治疗及预防,也可用于降低血压或治疗充血性心力衰竭。正确答案是 ACE。

（杨宇清　阙　晶）

# 第十四章 抗动脉粥样硬化药

## 【学习重点】

学习各类抗动脉粥样硬化药的作用特点、临床用途及主要不良反应。

## 【学习指导】

在理解动脉粥样硬化基本病理的基础上,熟悉抗动脉粥样硬化药物的分类及其代表药的作用特点及临床应用,为预防动脉粥样硬化提供咨询服务。

一、选择题

（一）A 型题
1. 治疗原发性高胆固醇血症的首选药物是
   A. 洛伐他汀　　　　B. 烟酸　　　　　　C. 吉非贝齐　　　D. 低分子肝素　　E. 以上都不是
2. 下列哪一项不是烟酸的适应证
   A. Ⅰ型高脂血症　　　　　　　B. Ⅱ型高脂血症　　　　　　C. Ⅲ型高脂血症
   D. Ⅳ型高脂血症　　　　　　　E. Ⅴ型高脂血症
3. 影响胆固醇吸收的药物是
   A. 烟酸　　　　　　B. 洛伐他汀　　　　C. 考来烯胺　　　D. 非诺贝特　　　E. 以上都不是
4. 下列有关烟酸不良反应的叙述,错误的是
   A. 胃肠道刺激症状、腹泻　　　　　B. 皮肤潮红、瘙痒　　　C. 减少尿酸排泄,诱发痛风
   D. 持续性便秘　　　　　　　　　　E. 降低糖耐受量,使高血糖症加重
5. 下列哪一种药可抑制 HMG－CoA 还原酶,而减少胆固醇的合成
   A. 烟酸　　　　　　B. 考来烯胺　　　　C. 维生素 E　　　D. 非诺贝特　　　E. 洛伐他汀
6. 对于高胆固醇血症造成高心肌梗死危险的患者,应首选哪种药
   A. 考来烯胺　　　　B. 烟酸　　　　　　C. 洛伐他汀　　　D. 吉非贝齐　　　E. 普罗布考
7. 下列哪种药可减少脂溶性维生素的吸收
   A. 烟酸　　　　　　B. 考来烯胺　　　　C. 维生素 E　　　D. 洛伐他汀　　　E. 阿昔莫司
8. 能促进 VLDL 分解的药物是
   A. 考来烯胺　　　　B. 吉非贝齐　　　　C. 烟酸　　　　　D. 阿昔莫司　　　E. 以上都不是
9. 某患者,男,55 岁,高血脂伴有 2 型糖尿病多年,临床禁用下列哪种药物
   A. 烟酸　　　　　　B. 考来烯胺　　　　C. 洛伐他汀　　　D. 普罗布考　　　E. 以上都可用
10. 某患者,女,60 岁,高血脂,近期曾有心肌损伤治疗史,下列不宜应用的药是
    A. 考来烯胺　　　　B. 普罗布考　　　　C. 洛伐他汀　　　D. 烟酸　　　　　E. 以上都可用

**(二) B 型题**

(11~13题共用备选答案)

    A. 考来烯胺        B. 硫酸多糖        C. 非诺贝特        D. 烟酸        E. 洛伐他汀

11. 久用可引起脂溶性维生素缺乏症的是
12. 明显降低血浆含有三酰甘油的 VLDL
13. 具有动脉内皮保护作用的抗动脉粥样硬化药是

(14~15题共用备选答案)

    A. 氯贝丁酯        B. 普罗布考        C. 洛伐他汀        D. 烟酸        E. 考来烯胺

14. 广谱调血脂药是
15. HMG-CoA 还原酶抑制药是

**(三) X 型题**

16. 苯氧酸类的降血脂特点是

    A. 显著降低 TG、VLDL、LDL，升高 HDL        B. 对单纯高 TG 血症患者的 LDL 无明显影响
    C. 对单纯高 TC 血症患者可使其 LDL 下降 15%
    D. 有抗血小板聚集作用        E. 降低血浆黏稠度作用

17. 普罗布考的药理作用是

    A. 降低 TC(总胆固醇)        B. 降低 LDL-C        C. 降低 VLDL
    D. 抗氧化作用        E. 降低 HDL-C

18. 具有抗血管内皮细胞损伤作用的抗动脉粥样硬化药有

    A. 调血脂药        B. 抗血小板药        C. 抗氧化药
    D. 硫酸多糖        E. 脂肪酸

19. 具有抗血管内皮损伤的硫酸多糖类药物有

    A. 肝素        B. 华法林        C. 硫酸软骨素        D. 硫酸葡聚糖        E. 硫酸类肝素

20. 考来烯胺降血脂作用是

    A. 与胆酸络合而中断胆酸的肝肠循环        B. 增加胆固醇向胆酸转化
    C. 影响胆固醇的吸收        D. 减少胞内 cAMP 含量
    E. 增加胞内 cAMP 含量

二、填空题

1. 能在肠道与胆汁酸形成络合物的降脂药是_____；广谱调血脂药是_____；具有抗氧化作用的抗动脉粥样硬化药是_____。

2. 能降低三酰甘油的抗动脉粥样硬化药物有_____、_____和_____。

3. 能抑制 HMG-CoA 还原酶的药物是_____；能增加 HMG-CoA 还原酶活性的药物是_____。

三、简答题

1. 简述他汀类药物的降脂作用机制。
2. 考来烯胺是如何发挥降脂作用的？

## 四、处方分析

刘某,男,49岁,近期常感心悸、头晕、胸闷、失眠,前往医院检查,体检:BP 160/90 mmHg,HR 92次/分,血脂:LDL-C 4.1 mmol/L,TG 2.0 mmol/L,TC 6.03 mmol/L,HDL-C 1.16 mmol/L,临床诊断为混合性高血脂。医师为其开出以下处方,请分析是否合理,为什么?

Rp:

  洛伐他汀片 20 mg×40

    用法:40 mg/次 1次/天

  阿昔莫司片 250 mg×60

    用法:250 mg/次 3次/天

## 【参考答案】

### 一、选择题

(一)A型题

1. A 2. A 3. C 4. D 5. E 6. B 7. B 8. B 9. A 10. B

(二)B型题

11. A 12. C 13. B 14. D 15. C

(三)X型题

16. ABCDE 17. ABDE 18. ABCD 19. ACDE 20. ABC

### 二、填空题

1. 考来烯胺,烟酸,普罗布考

2. 烟酸,贝特类,他汀类

3. 他汀类,考来烯胺

### 三、简答题

1. HMG-CoA还原酶为肝内合成胆固醇的限速酶,他汀类药物竞争性抑制HMG-CoA还原酶的活性,降低血中胆固醇及LDL,升高HDL。

2. 胆固醇经肝代谢生成胆汁酸,胆汁酸排入肠腔,参与脂类的消化吸收,胆汁酸95%经肝肠循环,重新利用。考来烯胺不溶于水,在消化道内不被吸收,以氯离子形式与胆汁酸进行离子交换,形成胆汁酸螯合物,从肠道中排出,阻碍了胆汁酸的肠肝循环,从而抑制了肠道内胆固醇的吸收,促进了胆固醇向胆汁酸的转化,降低了血中LDL(低密度脂蛋白)和胆固醇水平。

### 四、处方分析

合理。他汀类药物与烟酸类药物合用可增强疗效,减少不良反应。

(杨宇清 阚晶)

# 第十五章 抗心律失常药

【学习重点】

学习常用抗心律失常药物的作用、作用机制、临床应用及常见不良反应。

【学习指导】

1. 复习心肌电生理的基本知识、心律失常发生的电生理学原理及常见心律失常的临床分型及临床表现。
2. 学习与掌握常用抗心律失常药物的基本作用及抗心律失常药的分类。
3. 重点理解与掌握各类代表药物的作用特点、临床用途、主要不良反应及用药注意事项,其他药物可依据代表药物列出其特点,比较记忆。

一、选择题

(一) A 型题
1. 影响传导速度的重要因素是
 A. 有效不应期　　　　　　　　　　B. 最大舒张电位水平　　C. 绝对不应期
 D. 4 相自动除极化的速度　　　　　E. 以上都不是
2. 奎尼丁终止折返激动的机制
 A. 加速传导速度,消除单向阻滞　　　　B. 减慢传导速度,消除单向阻滞
 C. 加速传导速度,变单向阻滞为双向阻滞　　D. 减慢传导速度,变单向阻滞为双向阻滞
 E. 以上均不是
3. 能增强膜反应性的药物是
 A. 奎尼丁　　　　B. 普鲁卡因胺　　C. 普萘洛尔　　D. 利多卡因　　E. 维拉帕米
4. 引起自律性降低的因素是
 A. 增大最大舒张电位,减慢 4 相除极,提高阈电位
 B. 减小最大舒张电位,减慢 4 相除极,提高阈电位
 C. 增大最大舒张电位,加快 4 相除极,提高阈电位
 D. 增大最大舒张电位,减慢 4 相除极,降低阈电位
 E. 以上都不正确
5. 治疗阵发性、室上性心动过速最好选用
 A. 维拉帕米　　　B. 美西律　　　C. 苯妥英钠　　D. 利多卡因　　E. 普鲁卡因胺
6. 强心苷中毒所致心律失常最常选用
 A. 普萘洛尔　　　B. 奎尼丁　　　C. 苯妥英钠　　D. 维拉帕米　　E. 美西律
7. 急性心肌梗死引起室性心律失常最常选用
 A. 维拉帕米　　　B. 普萘洛尔　　C. 利多卡因　　D. 普罗帕酮　　E. 胺碘酮

8. 窦性心动过速最常选用
A. 利多卡因　　　B. 维拉帕米　　　C. 普鲁卡因胺　　D. 奎尼丁　　　E. 普萘洛尔

9. 维拉帕米的作用是
A. 阻滞心肌细胞膜上的钙通道，使钙离子内流受阻
B. 阻断β受体，使心率减慢　　　　C. 提高窦房结的自律性
D. 加快心率和传导　　　　　　　　E. 收缩血管平滑肌，提高外周阻力

10. 利多卡因对哪种心律失常无效
A. 室颤　　　　　　B. 室性期前收缩　　　C. 心肌梗死所致的室性期前收缩
D. 室上性心动过速　E. 洋地黄所致的室性心律失常

11. 长期应用可引起角膜微粒沉积、皮肤色素沉着的药是
A. 苯妥英钠　　　B. 普鲁卡因胺　　C. 美西律　　　D. 胺碘酮　　　E. 维拉帕米

12. 有抗癫痫作用的抗心律失常药是
A. 利多卡因　　　B. 维拉帕米　　　C. 普鲁卡因胺　　D. 胺碘酮　　　E. 苯妥英钠

13. 治疗室颤应选用
A. 奎尼丁　　　　B. 利多卡因　　　C. 维拉帕米　　　D. 普萘洛尔　　E. 美西律

14. 利多卡因不宜口服的原因是
A. 口服吸收慢　　　　　　　B. 口服刺激胃　　　　　C. 口服在胃破坏
D. 首关消除明显　　　　　　E. 易受食物影响

15. 利多卡因对心室细胞膜离子转运的影响
A. 阻止$Na^+$内流，促进$K^+$外流　　　B. 阻止$Na^+$内流，阻止$K^+$外流
C. 促进$Na^+$外流，促进$K^+$外流　　　D. 促进$Na^+$外流，阻止$K^+$内流
E. 促进$Na^+$内流，阻止$K^+$外流

16. 可引起甲状腺功能紊乱的抗心律失常药物是
A. 维拉帕米　　　B. 胺碘酮　　　　C. 普罗帕酮　　　D. 普鲁卡因胺　E. 奎尼丁

17. 禁用于支气管哮喘的抗心律失常药物是
A. 胺碘酮　　　　B. 苯妥英钠　　　C. 普鲁卡因胺　　D. 普萘洛尔　　E. 奎尼丁

18. 选择性阻滞钙通道的药物是
A. 利多卡因　　　B. 奎尼丁　　　　C. 维拉帕米　　　D. 普萘洛尔　　E. 普鲁卡因胺

19. 选择性作用于希-浦系统的药物是
A. 利多卡因　　　B. 维拉帕米　　　C. 奎尼丁　　　　D. 普鲁卡因胺　E. 普萘洛尔

20. 可用于治疗室上性和室性心律失常的药物是
A. 苯妥英钠　　　B. 胺碘酮　　　　C. 维拉帕米　　　D. 地高辛　　　E. 普罗帕酮

21. 奎尼丁不具有下列哪项药理作用
A. 拟胆碱样作用　B. 降低自律性　　C. 减慢传导　　　D. 阻断α受体　　E. 延长 ERP

22. 某患者，男，57岁，心前区疼痛近2周，住院3小时感到心悸、气短，血压为 90/70 mmHg，心率167次/分，心电图示室性心动过速，应首选哪个药物
A. 毛花苷C　　　B. 普萘洛尔　　　C. 苯妥英钠　　　D. 利多卡因　　E. 维拉帕米

23. 某患者，女，40岁，在慢性心功能不全治疗过程中，出现了心室率50次/分，心电图示强心苷中毒所致房室传导阻滞，应首选下列哪个药物
A. 阿托品　　　　B. 利多卡因　　　C. 普萘洛尔　　　D. 苯妥英钠　　E. 维拉帕米

## 第十五章 抗心律失常药

**(二) B 型题**

(24~26 题共用备选答案)

A. 抑制 0 相 $Na^+$ 内流　　B. 促进 3 相 $K^+$ 的外流　　C. 抑制 4 相 $Na^+$ 内流

D. 促进 4 相 $K^+$ 的外流　　E. 抑制 $Ca^{2+}$ 内流

24. 普罗帕酮减慢传导是因为

25. 奎尼丁降低自律性是因为

26. 维拉帕米减慢房室传导是因为

**(三) X 型题**

27. 利多卡因用于哪些疾病

A. 急性心肌梗死引起的室性心律失常　　B. 强心苷中毒引起的室性心律失常

C. 二、三度房室传导阻滞　　D. 室上性心动过速

E. 房颤、房扑

28. 胺碘酮有哪些药理作用

A. 延长 APD 和 ERP　　B. 降低自律性　　C. 对 $K^+$ 通道有阻滞作用

D. 加快心房和浦肯野纤维的传导　　E. 对甲状腺功能无影响

29. 心律失常发生的心肌电生理学机制

A. 自律性增高　　B. 早后除极与触发活动　　C. 迟后除极与触发活动

D. 折返冲动　　E. 单纯性传导障碍

30. 普萘洛尔可用于

A. 交感神经过度兴奋或甲亢所致的窦性心动过速　　B. 心力衰竭伴有房性期前收缩

C. 房扑和房颤　　D. 室性期前收缩　　E. 阵发性室上性心动过速

31. 阵发性室上性心动过速急性发作时宜用

A. 维拉帕米　　B. 普萘洛尔　　C. 利多卡因　　D. 美西律　　E. 普鲁卡因胺

32. 某患者,女,50 岁,近一个月内多次出现间歇性的心悸,发作时心电图示房性心动过速,可选下列哪些药物进行治疗

A. 利多卡因　　B. 奎尼丁　　C. 普鲁卡因胺　　D. 普萘洛尔　　E. 普罗帕酮

## 二、填空题

1. 根据药物的作用机制,抗心律失常药可分为_____、_____、_____、_____等四类。

2. 请写出下列首选药:①窦性心动过速用_____。②强心苷中毒引起的心律失常用_____。③室性心律失常用_____。④阵发性室上性心动过速用_____。

3. 维拉帕米抗心律失常作用的机制是其_____。

4. 苯妥英钠具有_____,故是治疗强心苷中毒引起的心律失常的首选药。

5. 可引起系统性红斑狼疮样综合征的药物是_____,引起金鸡纳反应的药物是_____,引起甲状腺功能紊乱的药物是_____。

## 三、简答题

1. 简述利多卡因的抗心律失常特点及临床应用。

2. 简述抗快速型心律失常药的分类,每类的代表药物。

## 【参考答案】

### 一、选择题

（一）A 型题

1. B  2. D  3. D  4. A  5. A  6. C  7. C  8. E  9. A  10. D  11. D  12. E  13. B  14. D  15. A  16. B  17. D  18. C  19. A  20. B  21. A  22. D  23. A

（二）B 型题

24. A  25. C  26. E

（三）X 型题

27. AB  28. ABC  29. ABCDE  30. ACDE  31. AB  32. BCDE

### 二、填空题

1. 钠通道阻滞剂，β 受体阻断剂，延长动作电位时程药，钙拮抗剂
2. 普萘洛尔，苯妥英钠，利多卡因，维拉帕米
3. 选择性抑制钙内流
4. 促进钾离子外流作用
5. 普鲁卡因胺，奎尼丁，胺碘酮

### 三、简答题

1. 利多卡因治疗室性心律失常的机制是，直接抑制浦肯野纤维的 $Na^+$ 内流和促进 $K^+$ 外流，从而降低自律性，缩短 ERP 和 APD，增大 ERP/APD 比值，相对延长 ERP，提高致颤阈。在异常条件下能改善传导，消除折返。临床主要用于室性心律失常，如室性期前收缩、室性心动过速、室颤，特别适用于危急病例。是急性心肌梗死所致的室性心律失常的首选药，强心苷中毒引起的室性心律失常亦可选用。

2. Ⅰ 类药：钠通道阻滞药，根据阻滞钠通道程度的不同又分为：Ⅰ A 类：适度阻滞 $Na^+$ 通道，抑制 $K^+$ 外流，代表药有奎尼丁、普鲁卡因胺。Ⅰ B 类：轻度阻滞 $Na^+$ 通道，促进 $K^+$ 外流，代表药有利多卡因、苯妥英钠。Ⅰ C 类：重度阻滞 $Na^+$ 通道，对 $K^+$ 转运影响小，代表药有氟卡尼、普罗帕酮。Ⅱ 类药：β 肾上腺素受体阻断药，代表药有普萘洛尔、美托洛尔。Ⅲ 类药，选择性延长复极的药物，代表药有胺碘酮。Ⅳ 类药：钙拮抗剂，代表药有维拉帕米、地尔硫䓬。

## 【难点解析】

### 一、选择题

6. 强心苷中毒所致的室性期前收缩用苯妥英钠最好。苯妥英钠能与强心苷竞争，抑制强心苷中毒所致的晚后除极及触发活动，恢复因强心苷中毒而受到抑制的传导。故正确答案是 C。

7. 利多卡因治疗量对蒲肯野纤维的传导速度无明显影响，但在心肌缺血时可减慢传导，使单向传导阻滞变为双向阻滞，消除折返激动，因而可有效控制心室过速或室颤的发生，是急性心梗室性过速的首选药。故正确答案是 C。

8. 维拉帕米是钙通道阻断剂。整体条件下，由于阻断了钙离子内流，使血管扩张，血压下降，压力感受器刺激减弱，交感张力增强，会抵消一部分维拉帕米对窦性频率的直接影响，窦性频率并不明显减慢，故对窦性过速疗效不如普萘洛尔。正确答案为 E。

（杨宇清　阚　晶）

# 第十六章　抗慢性心功能不全药

## 【学习重点】

学习强心苷的作用、作用机制、临床应用、不良反应及防治。

## 【学习指导】

1. 复习心衰发生的基本病理机制、临床表现,理解药物作用环节。
2. 重点归纳、分析强心苷的作用特点、临床应用及主要不良反应,在理解的基础上记忆。
3. 通过与强心苷比较,熟悉其他抗慢性心功能不全药物的作用特点与临床应用。

一、选择题

（一）A 型题

1. 强心苷加强心肌收缩力是由于
    A. 抑制迷走神经　　　　　　　　B. 促进交感神经递质释放
    C. 直接作用于心肌细胞　　　　　D. 兴奋心脏的 β 受体
    E. 阻断心脏的迷走神经
2. 强心苷的最佳适应证是
    A. 完全性心脏传导阻滞　　B. 室颤　　　　　C. 心包炎
    D. 重度二尖瓣狭窄　　　　E. 充血性心力衰竭
3. 强心苷禁用于
    A. 慢性心功能不全　　　　B. 房颤　　　　　C. 房扑
    D. 室性心动过速　　　　　E. 阵发性室上性心动过速
4. 强心苷正性肌力作用机制是
    A. 促进收缩蛋白功能　　　　　　B. 增加心肌细胞内 $Ca^{2+}$ 量
    C. 促进物质代谢过程　　　　　　D. 增加能量供应
    E. 促进调节蛋白的功能
5. 强心苷对下列哪种原因所致的慢性心功能不全疗效较好
    A. 甲状腺功能亢进　　　　B. 维生素 $B_1$ 缺乏　　C. 严重二尖瓣狭窄
    D. 先天性心脏病　　　　　E. 缩窄性心包炎
6. 洋地黄中毒所致的室性心动过速禁用
    A. 利多卡因　　B. 普罗帕酮　　C. 苯妥英钠　　D. 氯化钾　　E. 直流电复律
7. 下列哪一项是强心苷最严重的不良反应
    A. 室性期前收缩　　B. 房性心动过速　　C. 心室颤动　　D. 房室传导阻滞　　E. 房颤

8. 可静脉注射,起效最快的强心苷是
   A. 地高辛　　　　B. 毛花苷 C　　　　C. 洋地黄毒苷　　　D. 毒毛花苷 K　　　E. 以上都不是
9. 强心苷引起的窦性心动过缓可选用
   A. 氨茶碱　　　　B. 氯化钾　　　　　C. 阿托品　　　　　D. 呋塞米　　　　　E. 利多卡因
10. 血浆半衰期最长,作用最持久的药物是
    A. 地高辛　　　　B. 毒毛花苷 K　　　C. 毛花苷 C　　　　D. 洋地黄毒苷　　　E. 以上都不是
11. 血管扩张药治疗心力衰竭的药理学依据主要是
    A. 扩张冠状动脉,增加心肌供氧　　　　　B. 减少心肌耗氧量
    C. 降低血压　　　　　　　　　　　　　　D. 减轻心脏的前、后负荷
    E. 降低心输出量
12. 强心苷的毒性反应不包括
    A. 胃肠道反应　　　　　　　　B. 神经系统反应　　　　　C. 房室传导阻滞
    D. 窦性心动过缓　　　　　　　E. 内分泌系统反应
13. 地高辛 $t_{1/2}$ 为 33~36 小时,逐日给予治疗剂量,血中药物达到稳态浓度的时间为
    A. 9~10 天　　　B. 11~12 天　　　C. 6~7 天　　　D. 3~4 天　　　E. 1~2 天
14. 强心苷引起房室传导阻滞时,除停用强心苷和排钾利尿药外,最好选用
    A. 苯妥英钠　　　B. 口服氯化钾　　　C. 利多卡因　　　D. 普萘洛尔　　　E. 阿托品
15. 米力农属于
    A. 血管扩张药　　　　　　　　　　　　B. 磷酸二酯酶抑制药
    C. 苷类正性肌力药　　　　　　　　　　D. 血管紧张素 I 转化酶抑制药
    E. 血管紧张素 II 受体拮抗药
16. 下列哪一项不是利尿药治疗心衰的作用
    A. 促进水钠排泄　　　　　　　　　　　B. 降低心脏的前、后负荷
    C. 消除和缓解静脉淤血　　　　　　　　D. 逆转心肌肥厚
    E. 缓解肺水肿
17. 洋地黄中毒的心电图变化最常表现为
    A. 室性期前收缩　　　　　　B. ST-T 呈鱼钩样改变　　　C. Q-T 间期缩短
    D. 心房颤动　　　　　　　　E. 房室传导阻滞
18. 某患者,风湿性心脏病伴有心衰,长期服用地高辛和利尿药,一段时间后,出现恶心、呕吐、室性心动过速,除停用地高辛和利尿药外,还应首选何药
    A. 利多卡因　　　B. 普萘洛尔　　　C. 钾盐　　　D. 普罗帕酮　　　E. 胺碘酮

(二)B 型题

(19~21 题共用备选答案)
A. 肼屈嗪　　　B. 氨氯地平　　　C. 硝酸甘油　　　D. 哌唑嗪　　　E. 呋塞米
19. 主要扩张动脉而治疗 CHF 的是
20. 主要扩张静脉而治疗 CHF 的是
21. 阻断 $Ca^{2+}$ 通道而治疗 CHF 的是

(22~23 题共用备选答案)
A. 苯妥英钠　　　　　　　　B. 利多卡因　　　　　　　　C. 奎尼丁

D. 地高辛抗体 Fab 片断　　　　　　　　E. 阿托品
22. 能与地高辛争夺 $Na^+-K^+-ATP$ 酶的药物
23. 能使强心苷从 $Na^+-K^+-ATP$ 酶的结合中解离出来的药物

(三) X 型题

24. 洋地黄类中毒的治疗包括
　A. 停用洋地黄类制剂　　　　　　　　B. 快速型心律失常可适量补钾
　C. 地高辛中毒可应用地高辛抗体 Fab 片断　　D. 室性期前收缩可应用苯妥英钠
　E. 房室传导阻滞可应用阿托品
25. 主要以原形由肾脏排出的强心苷类药物是
　A. 地高辛　　　B. 毛花苷 C　　　C. 毒毛花苷 K　　　D. 洋地黄毒苷　　　E. 以上都不是
26. 强心苷适用于
　A. 室性心动过速　　　　　　B. 阵发性室上性心动过速　　　C. 充血性心力衰竭
　D. 房颤　　　　　　　　　　E. 房扑
27. 可用于充血性心力衰竭的药包括
　A. 强心苷　　　B. 氨力农　　　C. 卡托普利　　　D. 硝酸甘油　　　E. 硝普钠
28. 强心苷正性肌力作用的特点包括
　A. 收缩期缩短，舒张期延长　　　　B. 增加衰竭心脏的输出
　C. 相对降低耗氧量　　　　　　　　D. 增加窦性频率
　E. 延长心房有效不应期
29. 诱发强心苷中毒的因素有
　A. 低血镁　　　B. 低血钾　　　C. 低血钙　　　D. 心肌缺氧　　　E. 肾功能低下
30. 治疗量强心苷对心电图的影响
　A. T 波变小，低平倒置　　　B. P-P 间期延长　　　C. S-T 段呈鱼钩状
　D. P-R 间期延长　　　　　　E. Q-T 间期缩短
31. 强心苷中毒时，作为停药指征的先兆症状有
　A. 窦性心动过缓，心率 <60 次/分　　　B. 室性期前收缩
　C. 视觉障碍，如黄、绿视等　　　　　　D. 心电图表现为 S-T 段下降
　E. 尿量增多
32. 具有减慢心率和加强心肌收缩力的药物有
　A. 洋地黄毒苷　　　B. 奎尼丁　　　C. 毒毛花苷 K　　　D. 维拉帕米　　　E. 普鲁卡因胺
33. 某患者，男，54 岁，患有风湿性心脏病伴有慢性心功能不全，近几日症状加重，既往有糖尿病史 15 年，宜选下列哪些药物
　A. 地高辛　　　B. ACEI　　　C. 普萘洛尔　　　D. 噻嗪类利尿药　　　E. 米力农

二、填空题

1. 强心苷引起的不良反应包括_____、_____、_____三个方面。
2. 强心苷按作用快慢可分为三类：长效药有_____；中效药有_____；短效药有_____、_____。
3. 强心苷类与肾上腺素类强心药的主要区别在于，前者_____，后者

_____。

4. 强心苷对于心脏的主要药理作用是_____、_____、_____。

5. 强心苷主要用于治疗_____、_____、_____。

### 三、简答题

1. 试述地高辛对心脏的作用、作用机制。

2. 试述强心苷的不良反应及中毒的救治措施。

### 四、处方分析

一位慢性心功能不全患者,因食用海产品诱发荨麻疹,医师开出了下列处方,请分析是否合理? 为什么

Rp:

    地高辛片 0.25 mg×10

      用法: 0.25 mg/次 1 次/天

10% 葡萄糖酸钙注射液 10.0 mL×1

      用法: 10.0 mL 缓慢静脉滴注 st

    氯苯那敏片 4 mg×10

      用法: 4 mg/次 3 次/天

## 【参考答案】

### 一、选择题

（一）A 型题

1. C 2. E 3. D 4. B 5. D 6. E 7. C 8. D 9. C 10. D 11. D 12. E 13. C 14. E 15. B 16. D 17. A 18. C

（二）B 型题

19. A 20. C 21. B 22. A 23. D

（三）X 型题

24. ABCDE 25. ABC 26. BCDE 27. ABCDE 28. ABC 29. ABDE 30. ABCDE 31. ABC 32. AC 33. ABE

### 二、填空题

1. 胃肠道反应,神经系统反应及视觉障碍,心脏毒性

2. 洋地黄毒苷,地高辛,毛花苷 C,毒毛花苷 K

3. 降低心肌耗氧量,增加心肌耗氧量

4. 正性肌力作用,负性频率作用,负性传导作用

5. 充血性心力衰竭,心房纤颤,心房扑动

### 三、简答题

1. 对心脏的作用:(1) 正性肌力作用:能增加衰竭心脏的收缩力,使心输出量增多。(2) 负性频率作用:可使衰竭心脏得到充分的休息,并使静脉回流更充分,从而增加心排出量。(3) 对心肌电生理特性的影响:降低窦房结的自律性,增高浦肯野纤维的自律性,减慢房室结传导速度,缩

短心房和浦肯野纤维的有效不应期。作用机制：抑制心肌细胞膜上的 $Na^+-K^+-ATP$ 酶，使 $Na^+-K^+$ 交换受阻，进而抑制了 $Na^+-Ca^{2+}$ 交换，心肌细胞内 $Ca^{2+}$ 增多，心肌收缩力加强。

2. 不良反应：①胃肠道反应，如恶心、呕吐、厌食等；②神经系统反应和视觉异常，如头痛、头晕、失眠等和黄视、绿视、视力模糊等；③心脏反应，最为严重，可出现各种快速型心律失常和房室传导阻滞。

救治措施：发现停药指征时立即停药；出现快速型心律失常时可给予钾盐、苯妥英钠或利多卡因；出现缓慢型心律失常或传导阻滞可用阿托品；对地高辛严重中毒者，可用地高辛抗体解毒。

四、处方分析

此处方不合理。因为地高辛能增加心肌细胞内 $Ca^{2+}$ 浓度，然后通过 $Ca^{2+}$ 的兴奋-收缩耦联作用而加强心肌收缩力。葡萄糖酸钙含 $Ca^{2+}$，与地高辛合用时，可使心肌细胞内 $Ca^{2+}$ 浓度明显增高，使肌收缩过程明显增强，肌张力也明显增高，甚至可致心肌收缩期停搏。另外，地高辛和钙剂均可提高心肌的自律性，合用时更易致快速型心律失常，如快速静脉滴注钙剂甚至可引起死亡。

## 【难点解析】

一、选择题

5. 强心苷对高血压、瓣膜病、冠心病和先天性心脏病所致心衰效果最好；对继发于严重贫血、甲亢及维生素 B 缺乏者较差；对心肌病、肺心病引起的心衰疗效差且易中毒；对严重二尖瓣狭窄及缩窄性心包炎所致心衰一般无效。故正确答案是 D。

6. 洋地黄中毒可出现各种类型的心律失常并存或先后出现，如心动过速或过缓，心律改变如期前收缩、二联律或三联律、阵发性心动过速、心室颤动，各级房室传导阻滞。心室颤动和心室静止是最严重的心律失常，可直接危及生命。洋地黄中毒的处理，电复律一般禁用，因易致心室颤动。如血钾过低可用静脉补钾，如血钾不低可用利多卡因或苯妥英钠。故选 E。

17. 洋地黄中毒最常见的反应是胃肠道反应，一般较轻，常见食欲缺乏、恶心、呕吐、腹泻、腹痛等。心血管系统的不良反应中最常见的是各类心律失常，由心肌兴奋性过强及传导系统的传导阻滞构成，最常见者为室性期前收缩。故选 A。

32. 本题考查抗心衰药的作用特点。洋地黄毒苷与毒毛花苷 K 属于强心苷类药物，治疗慢性心功能不全，强心苷对心肌收缩力有直接加强作用，并具有选择性。慢性心功能不全时，由于心输出量不足，会出现代偿性心率加快，心率加快超过一定限度时，心脏舒张期过短，回心血量减少，心输出量降低，同时心率过快，冠状动脉受压迫时间增加，冠状动脉流量减少，不利于心肌血液供应，而强心苷可使心率减慢。奎尼丁是抗心律失常药，可与心肌膜的脂蛋白结合，降低膜对 $Na^+$、$K^+$ 等通透性，即抑制细胞膜的钠通道，使 4 期缓慢去极化速度减慢，自律性降低；抑制 0 期 $Na^+$ 内流，在 0 期去极化速度减慢，传导速度减慢；延长 APD 及 ERP，阻断 α 受体和抗胆碱作用，阻断 $Ca^{2+}$ 内流，降低心肌收缩力。维拉帕米对心脏的负性频率、负性传导和负性肌力作用最明显，同时降低心肌耗氧量。普鲁卡因胺与奎尼丁作用相似，降低自律性，减慢传导和延长有效不应期，心肌收缩力降低。故答案为 AC。

（杨宇清　阚晶）

# 第十七章 利尿药和脱水药

【学习重点】

学习呋塞米、氢氯噻嗪、螺内酯的药理作用、临床用途和不良反应。

【学习指导】

1. 复习尿液的生成过程,理解药物的作用部位。
2. 比较各种利尿药的利尿特点,分析、理解药物相应的临床用途和不良反应。
3. 熟悉甘露醇的药理作用、临床用途和不良反应。

一、选择题

(一) A 型题

1. 利尿药的利尿作用主要是通过
   A. 提高肾小球滤过率　　　　　　　B. 增加肾血流量
   C. 抑制肾小管对电解质的重吸收　　D. 增加血容量　　E. 对抗醛固酮的作用
2. 呋塞米的临床应用不包括
   A. 急性肺水肿　　　　B. 急性脑水肿　　　　C. 肾功能不全
   D. 低血钾　　　　　　E. 加速毒物排泄
3. 呋塞米的利尿作用机制是
   A. 抑制 $Na^+ - K^+ - 2Cl^-$ 转运系统　　B. 对抗醛固酮　　C. 抑制 $Na^+ - H^+$ 交换
   D. 抑制碳酸酐酶　　　　　　　　　　　E. 抑制 $Na^+ - K^+ - ATP$ 酶
4. 对高效利尿药的描述不正确的是
   A. 反复应用不易在体内蓄积　　　　B. 既影响肾脏稀释功能,又影响浓缩功能
   C. 耳毒性为一过性反应,与剂量无关　D. 应避免与氨基糖苷类抗生素合用
   E. 痛风患者禁用
5. 排钠效应最高的利尿药是
   A. 氢氯噻嗪　　B. 呋塞米　　C. 螺内酯　　D. 氨苯蝶啶　　E. 阿米洛利
6. 有听力缺陷及急性肾衰者宜选用
   A. 螺内酯　　B. 布美他尼　　C. 呋塞米　　D. 阿米洛尼　　E. 依他尼酸
7. 下列哪项不属于噻嗪类药物的特点
   A. 利尿作用温和、持久　　　　　　B. 久用可致低血钾症
   C. 常作为轻、中度高血压的降压药　D. 可用于尿崩症
   E. 防治急性肾衰竭

## 第十七章 利尿药和脱水药

8. 下列哪项不是氢氯噻嗪的不良反应
   A. 高钙血症　　　　　　　　B. 高血糖　　　　　　　　C. 高尿酸血症
   D. 低钾血症　　　　　　　　E. 耳毒性
9. 可用来治疗急性青光眼的药物是
   A. 呋塞米　　　　　　　　　B. 氢氯噻嗪　　　　　　　C. 氨苯蝶啶
   D. 甘露醇　　　　　　　　　E. 螺内酯
10. 治疗急性脑水肿疗效最好的药是
    A. 甘露醇　　　　　　　　　B. 山梨醇　　　　　　　　C. 呋塞米
    D. 50% 葡萄糖　　　　　　　E. 氢氯噻嗪
11. 伴有糖尿病的水肿患者,不宜选用哪种利尿药
    A. 呋塞米　　B. 氢氯噻嗪　　C. 螺内酯　　D. 氨苯蝶啶　　E. 依他尼酸
12. 李某,女,22岁,车祸中头部严重受伤,颅内压升高,下列不宜选用的利尿药是
    A. 呋塞米　　B. 甘露醇　　　C. 螺内酯　　D. 布美他尼　　E. 依他尼酸
13. 王某,因发生呼吸困难、水肿就诊,经检查确诊为左心衰竭并发急性肺水肿,最好选用下列哪项
    A. 甘露醇　　B. 氨苯蝶啶　　C. 螺内酯　　D. 呋塞米　　　E. 氢氯噻嗪

(二) B 型题

(14～16 题共用备选答案)
   A. 呋塞米　　B. 氢氯噻嗪　　C. 螺内酯　　D. 甘露醇　　　E. 葡萄糖
14. 肝硬化腹水及各型水肿的辅助药是
15. 常作为基础降压药,是轻、中度心源性水肿的首选药
16. 可用于严重的水肿,包括急性脑水肿和肺水肿

(17～20 题共用备选答案)
   A. 抑制髓袢升支粗段髓质部和皮质部 NaCl 的重吸收
   B. 抑制髓袢升支皮质部及远曲小管 NaCl 的重吸收
   C. 对抗醛固酮调节的 $Na^+ - K^+$ 交换
   D. 直接抑制远曲小管和集合管 $Na^+ - K^+$ 交换
   E. 提高血浆渗透压
17. 阿米洛利的作用机制
18. 螺内酯的作用机制
19. 氢氯噻嗪的作用机制
20. 布美他尼的作用机制

(三) X 型题

21. 高效利尿药的不良反应包括
    A. 低镁血症　　　　　　　　B. 低钾血症　　　　　　　C. 高尿酸血症
    D. 耳毒性　　　　　　　　　E. 大剂量可致低血容量
22. 螺内酯与氢氯噻嗪合用的目的是
    A. 克服氢氯噻嗪引起的低血钾　　B. 增强利尿作用
    C. 纠正螺内酯引起的高血钾　　　D. 延长氢氯噻嗪的作用时间

E. 对抗氢氯噻嗪的抗利尿作用

23. 长期应用可致低血钾的利尿药有
  A. 氢氯噻嗪　　B. 螺内酯　　C. 呋塞米　　D. 布美他尼　　E. 氨苯蝶啶

24. 可竞争性抑制尿酸排泄的利尿药包括
  A. 呋塞米　　B. 氢氯噻嗪　　C. 氨苯蝶啶　　D. 螺内酯　　E. 依他尼酸

25. 甘露醇的适应证包括
  A. 急性脑水肿　　B. 青光眼　　C. 心衰　　D. 肺水肿　　E. 急性肾衰竭

26. 噻嗪类药物的临床用途包括
  A. 高血压　　B. 冠心病　　C. 糖尿病　　D. 尿崩症　　E. 水肿

27. 某肝硬化晚期伴有严重腹水的患者,下列宜选用的利尿药是
  A. 呋塞米　　B. 氢氯噻嗪　　C. 螺内酯　　D. 氨苯蝶啶　　E. 甘露醇

二、填空题

1. 利尿药按利尿作用强弱可分为＿＿＿、＿＿＿、＿＿＿三类,其作用部位分别在＿＿＿、＿＿＿、＿＿＿。

2. 能使尿中 Na⁺、Cl⁻、K⁺ 等排出增加的利尿药是＿＿＿、＿＿＿。

3. 有耳毒性的利尿药是＿＿＿、＿＿＿;可产生高血钾的利尿药是＿＿＿和＿＿＿;可产生高血糖、高尿酸血症的利尿药是＿＿＿。

4. 氢氯噻嗪的药理作用和临床应用有＿＿＿、＿＿＿和＿＿＿。

5. 常用的脱水药有＿＿＿、＿＿＿、＿＿＿;常用于治疗急性脑水肿的利尿药是＿＿＿。

6. 适用于治疗急性肺水肿的利尿药是＿＿＿;常作为基础降压药的利尿药是＿＿＿;适用于肝硬化腹水的留钾利尿药是＿＿＿;可用于尿崩症的利尿药是＿＿＿。

三、简答题

1. 比较高、中、低三种效能的利尿药利尿作用的不同点。

2. 患者,男孩,4岁,因高热、头痛、喷射状呕吐、惊厥、意识不清来院急诊。诊断为乙脑,医嘱之一用20%甘露醇脱水治疗脑水肿。试问:(1)应采用何种给药途径? (2)当室温接近0℃时,一旦检查出药物有结晶析出,采取的正确处理方法是什么? (3)甘露醇治疗脑水肿的机制是什么?

四、处方分析

1. 医师给患心衰、肾功能不全、尿少合并泌尿道感染的患者开了以下处方。请分析该处方是否合理? 为什么?

Rp:
硫酸庆大霉素注射剂　8万 U×6
　　用法: 8万 U/次　肌内注射　2次/天
呋塞米注射液　20 mg×1
　　用法: 20 mg　静脉滴注　1次/天

2. 医师给患充血性心力衰竭的患者开了下列药物,请分析本处方是否合理,为什么?

Rp：

地高辛片　0.25 mg×10

　　用法：0.25 mg/次　3次/天

泼尼松片　5 mg×30

　　用法：10 mg/次　3次/天

氢氯噻嗪片　25 mg×30

　　用法：25 mg/次　3次/天

## 【参考答案】

一、选择题

(一) A 型题

1. C  2. D  3. A  4. C  5. B  6. B  7. E  8. E  9. D  10. A  11. B  12. C  13. D

(二) B 型题

14. C  15. B  16. A  17. D  18. C  19. B  20. A

(三) X 型题

21. ABCDE  22. ABC  23. ACD  24. ABE  25. ABE  26. ADE  27. ABCD

二、填空题

1. 高效利尿药,中效利尿药,低效利尿药,髓袢升支粗段髓质部和皮质部,髓袢升支皮质部和远曲小管,远曲小管和集合管

2. 高效利尿药,中效利尿药

3. 呋塞米,布美他尼,依他尼酸,螺内酯,氨苯蝶啶,氢氯噻嗪

4. 利尿,抗利尿,降压

5. 甘露醇,山梨醇,葡萄糖,甘露醇

6. 呋塞米,氢氯噻嗪,螺内酯,氢氯噻嗪

三、简答题

1. 三种利尿药利尿作用的异同点见下表

| 利尿药 | 强度 | 作用部位 | 作用机制 | 对血钾影响 |
| --- | --- | --- | --- | --- |
| 呋塞米 | 最强 | 髓袢升支粗段 | 抑制 $Na^+-K^+-2Cl^-$ 同向转运系统 | 低血钾 |
| 氢氯噻嗪 | 中等 | 远曲小管始段 | 抑制 $Na^+-Cl^-$ 同向转运系统 | 低血钾 |
| 螺内酯和氨苯蝶啶 | 较弱 | 远曲小管和集合管 | 拮抗醛固酮的排钾保钠作用<br>直接抑制 $Na^+$ 的重吸收 | 高血钾 |

2. (1)快速静脉滴注。(2)用80℃热水温热,振摇溶解后使用。(3)提高血浆渗透压而使脑组织脱水。

### 四、处方分析

1. 不合理。因为庆大霉素和呋塞米均可引起耳毒性,两者合用会增加耳毒性发生的可能性。
2. 不合理。因为氢氯噻嗪和泼尼松均可引起低血钾,会增加地高辛对心脏的毒性。

# 【难点解析】

### 一、选择题

6. 考察强效利尿剂的耳毒性。强效利尿药有耳毒性,依他尼酸最易发生,呋塞米次之,布美他尼的耳毒性最小,对听力有缺陷及急性肾衰者,权衡利弊,宜选用布美他尼。

11. 考察利尿药对代谢的影响。对代谢有影响的利尿药主要是噻嗪类利尿药,与剂量相关,可致高血糖、高脂血症。本类药物可降低糖耐量,使血糖升高,可能是抑制了胰岛素的分泌或抑制肝脏的磷酸二酯酶,使糖原分解作用加强,糖尿病患者慎用。

12. 呋塞米、布美他尼、依他尼酸均为强效利尿药,可通过利尿,使血液浓缩,血浆渗透压升高而消除脑水肿。甘露醇是常用脱水药,治疗脑水肿效果良好。仅螺内酯利尿效果弱,无降低颅内压作用。

(杨宇清　阙　晶)

# 第十八章　血液及造血系统疾病用药

## 【学习重点】

维生素 K、肝素、双香豆素、链激酶、右旋糖酐的作用、作用机制、用途和不良反应。

## 【学习指导】

1. 复习相关生理学知识，理解为什么血液能够在血管中不停循环，既不会凝固也不会出血。
2. 以肝素为代表学习抗凝血药的作用、用途和不良反应，比较双香豆素、枸橼酸钠与肝素的不同。
3. 在理解的基础上，掌握维生素 K 等止血药的适应证。

一、选择题

（一）A 型题

1. 妨碍铁剂在肠道吸收的物质是
   A. 维生素 C　　　　　　　　B. 四环素　　　　　　C. 食物中的半胱氨酸
   D. 盐酸　　　　　　　　　　E. 糖

2. 肝素的抗凝机制主要是
   A. 抑制血小板聚集　　　　　B. 激活纤溶酶　　　C. 加强抗凝血酶Ⅲ（AT-Ⅲ）的作用
   D. 直接灭活多种凝血因子　　E. 影响凝血因子Ⅱ、Ⅶ、Ⅸ、Ⅹ的合成

3. 氨甲苯酸的作用机制是
   A. 抑制纤溶酶　　　　　　　B. 促进血小板聚集　　C. 促进凝血酶原合成
   D. 抑制二氢叶酸合成酶　　　E. 影响凝血因子Ⅱ、Ⅶ、Ⅸ、Ⅹ的合成

4. 有关肝素的叙述，错误的是
   A. 可用于体内抗凝　　　　　B. 不能用于体外抗凝　　C. 口服无效
   D. 为带负电荷的大分子物质　E. 抑制血小板聚集

5. 可减弱香豆素类药物抗凝作用的药物是
   A. 阿司匹林　　　B. 四环素　　　C. 苯巴比妥　　　D. 甲苯磺丁脲　　E. 硫酸亚铁

6. 小细胞低色素性贫血，宜选用
   A. 维生素 $B_{12}$　　B. 叶酸　　　C. 阿司匹林　　　D. 西咪替丁　　E. 硫酸亚铁

7. 低分子右旋糖酐不能用于
   A. 预防术后血栓形成　　　　B. 防治脑血栓形成　　　C. 防治低血容量性休克
   D. 防治心功能不全　　　　　E. 防治 DIC

8. 维生素 K 属于

A. 抗凝血药 B. 抗血栓药 C. 抗高血压药
D. 纤维蛋白溶解药 E. 促凝血药

(二) B 型题

(9~11 题共用备选答案)

A. 维生素 K  B. 垂体后叶素  C. 枸橼酸钠  D. 鱼精蛋白  E. 氨甲苯酸

9. 肝素过量引起的出血可选用哪个药物解救

10. 肺咯血可选用哪个药物止血

11. 肝、脾、肺外伤出血可选用哪个药物止血

(三) X 型题

12. 下列那些药物可升高白细胞

A. 维生素 $B_4$
B. 粒细胞集落刺激因子
C. 粒细胞－巨噬细胞集落刺激因子
D. 肌苷
E. 利血生

13. 下列关于链激酶的说法,正确的是

A. 是一种蛋白质
B. 能与纤溶酶原结合成复合物
C. 能溶解刚形成的纤维蛋白
D. 对形成已久且已机化的血栓无效
E. 用于急性血栓栓塞性疾病

14. 维生素 $B_{12}$ 可用于治疗

A. 恶性贫血
B. 巨幼红细胞性贫血
C. 小细胞低色素性贫血
D. 哮喘
E. 神经炎

15. 关于右旋糖酐的描述,正确的是

A. 低分子量和中分子量右旋糖酐均可用于抗休克
B. 具有渗透性利尿作用
C. 预防休克后期弥散性血管内凝血
D. 禁用于血小板减少症及出血性疾病
E. 心功能不全患者慎用

16. 可用于治疗血栓栓塞性疾病的药物是

A. 阿司匹林  B. 双嘧达莫  C. 尿激酶  D. 华法林  E. 噻氯匹定

二、填空题

1. 右旋糖酐分子量越大,其_____作用越强;分子量越小,其_____作用越强。

2. 肝素和双香豆素过量易发生_____,可分别用_____和_____对抗。

三、简答题

1. 简述肝素的抗凝血作用机制和临床用途。
2. 应用铁剂应注意哪些问题?
3. 哪些药物可影响华法林的作用? 为什么?

四、处方分析

1. 医师给一位缺铁性贫血合并尿路感染的患者开写了下列处方,请分析处方是否合理?为什么?

Rp：

  四环素片 0.25 g×24

    用法：0.25 g/次 4次/天

  硫酸亚铁片 0.3 g×18

    用法：0.3 g/次 3次/天

  维生素C片 0.1 g×18

    用法：0.1 g/次 3次/天

2. 一位正在服用华法林治疗的患者,因患细菌感染性疾病,医师开了下列处方,请分析本处方是否合理,为什么?

Rp：

  华法林片 5 mg×15

    用法：5 mg/次 3次/天

  复方新诺明片 0.5 g×10

    用法：2片/次 2次/天

【参考答案】

一、选择题

(一) A 型题

1. B 2. C 3. A 4. B 5. C 6. E 7. D 8. E

(二) B 型题

9. D 10. B 11. E

(三) X 型题

12. ABCDE 13. ABCDE 14. ABE 15. ABCDE 16. ABCDE

二、填空题

1. 扩充血容量,改善微循环

2. 自发性出血,鱼精蛋白 维生素 K

三、简答题

1. 肝素通过与血液内抗凝血酶Ⅲ结合,使凝血因子$XII_a$、$XI_a$、$IX_a$、$X_a$、$II_a$失活,并抑制血小板黏附和聚集功能产生抗凝血作用。临床上主要用于急性血栓栓塞性疾病、弥漫性血管内凝血和体外抗凝。

2. 应避免与妨碍其吸收的药物等同服,如四环素、牛奶等;因胃肠道反应强烈,最好选用糖衣片、餐后服用和从小剂量开始;使用糖衣片时,应避免小儿误服引起中毒。

3. 广谱抗生素抑制肠道细菌生长,使体内维生素 K 合成减少,华法林的作用增强;阿司匹林等抗血小板药可与华法林发生协同作用;保泰松等可置换血浆蛋白,西咪替丁等可抑制肝药酶而使华法林作用加强;苯巴比妥诱导肝药酶而使华法林作用减弱。

### 四、处方分析

1. 不合理。因为四环素可与硫酸亚铁形成络合物,妨碍铁的吸收。

2. 不合理。主要是因为两药均可与血浆蛋白结合,因竞争与血浆蛋白结合,可能使游离型华法林的血浆浓度提高,作用增强,易引起出血。

## 【难点解析】

### 一、选择题

2. 肝素既可以抑制血小板黏附和聚集,也可以激活抗凝血酶Ⅲ(AT-Ⅲ),抑制某些凝血因子,但以增强 AT-Ⅲ 活性为主,故正确答案为 C。

7. 低分子右旋糖酐可以扩充血容量、稀释血液,也可以抑制血小板聚集,但扩充血容量会增加心脏的负荷,故正确答案为 D。

### 二、填空题

1. 右旋糖酐分子量越大,越不易分布和被代谢,其提高血浆胶体渗透压、扩充血容量作用越强;分子量越小,其越容易抑制血小板聚集,改善微循环作用越强。

(钱善军)

# 第十九章　抗组胺药

## 【学习重点】

$H_1$ 受体阻断药的作用、用途和不良反应。

## 【学习指导】

1. 在理解 $H_1$ 受体的分布和效应的基础上掌握 $H_1$ 受体阻断药的作用、用途和不良反应。
2. $H_2$ 受体阻断药的内容见消化系统用药。

一、选择题

(一) A 型题

1. 抗组胺药抗组胺的作用机制是
   A. 加速组胺代谢　　　　　　B. 抑制组胺合成　　　C. 竞争性阻断组胺受体
   D. 与组胺结合,使组胺失去活性　　E. 抑制组胺释放
2. 下列药物中中枢抑制作用最强的 $H_1$ 受体阻滞药是
   A. 曲吡那敏　　B. 异丙嗪　　C. 氯苯那敏　　D. 氯雷他定　　E. 美克洛嗪
3. 某驾驶员患有过敏性鼻炎,工作期间宜使用
   A. 苯海拉明　　B. 异丙嗪　　C. 氯苯那敏　　D. 西替利嗪　　E. 布克利嗪

(二) X 型题

4. 组胺的作用是
   A. 刺激感觉神经末梢,出现皮肤瘙痒　　B. 使血管扩张,血管通透性增加
   C. 心脏兴奋　　　　　　　　　　　　D. 使胃酸分泌增加
   E. 使支气管、胃肠平滑肌收缩
5. $H_1$ 受体阻滞药对何种疾病疗效好
   A. 过敏性鼻炎　　　　　　B. 血管神经性水肿　　C. 过敏性休克
   D. 过敏性哮喘　　　　　　E. 荨麻疹

二、简答题

第二代 $H_1$ 受体阻滞药有何特点？有哪些药物？

## 【参考答案】

**一、选择题**

**（一）A 型题**

1. C   2. B   3. D

**（二）X 型题**

4. ABCDE   5. ABE

**二、简答题**

第二代 $H_1$ 受体阻滞药有阿司咪唑、特非那定、西替利嗪、氯雷他定等。作用特点是不易透过血脑屏障，无中枢抑制作用或较弱，作用持久，被广泛应用，对驾驶员或高空作业者工作期间更适宜。但某些药物如特非那定和阿司咪唑等过量可引起严重的心律失常，应引起注意。

（钱善军）

# 第二十章　消化系统疾病用药

## 【学习重点】

奥美拉唑及其他抗消化性溃疡药的作用、用途；硫酸镁及其他泻药的作用、不良反应；甲氧氯普胺及其他调节胃肠动力药的用途、不良反应。

## 【学习指导】

奥美拉唑、硫酸镁、甲氧氯普胺分别为抗消化性溃疡药、泻药和调节胃肠动力药的代表药，其作用、用途及不良反应必须切实掌握；其他药物记忆药名和分类。

一、选择题

（一）A 型题

1. 助消化药稀盐酸的浓度是
   A. 10%　　　B. 20%　　　C. 30%　　　D. 40%　　　E. 50%
2. 用后容易产生便秘的抗酸药是
   A. 氢氧化镁　　B. 氢氧化铝　　C. 碳酸氢钠　　D. 碳酸钙　　E. 三硅酸镁
3. 下列哪类药不是抗消化性溃疡药
   A. 胃黏膜保护药　　　　　B. 胃肠解痉药　　　　　C. 抑制胃酸分泌药
   D. 抗幽门螺杆菌药　　　　E. 中和胃酸药
4. 西咪替丁治疗消化性溃疡的作用机制是
   A. 保护胃黏膜　　　　　　B. 中和胃酸　　　　　　C. 抑制胃酸分泌
   D. 抗幽门螺杆菌　　　　　E. 阻断 $M_1$ 受体
5. 奥美拉唑抗消化性溃疡的作用机制是
   A. 阻断 $H_2$ 受体　　　　B. 阻断 $M_1$ 受体　　　C. 阻断胃泌素受体
   D. 抑制胃壁细胞质子泵　　E. 阻断 $M_2$ 受体
6. 硫酸镁静脉注射过快或过量引起中毒应该如何抢救
   A. 立即静脉注射钙剂　　　B. 静脉注射肾上腺素　　C. 洗胃
   D. 加强胃肠蠕动　　　　　E. 静脉注射地西泮
7. 液状石蜡属于
   A. 止泻药　　B. 接触性泻药　　C. 容积性泻药　　D. 胃黏膜保护药　　E. 润滑性泻药
8. 双八面体蒙脱石的止泻作用机制是
   A. 收敛作用　　B. 抑制肠黏膜感受器,减少肠蠕动　　C. 抗菌
   D. 抑制和固定细菌、病毒及其释放的毒素　　　　　E. 抑制神经中枢

## (二) B 型题

(9~11题共用备选答案)

A. 硫酸镁　　　　B. 硫酸钠　　　　C. A、B 均是　　　D. A、B 均不是　　E. 甘油

9. 口服中枢抑制药中毒后导泻,应用
10. 习惯性便秘应用
11. 服用某些驱虫药后导泻,应用

## (三) X 型题

12. 参与抗酸作用的受体有

A. $H_2$ 受体　　B. $M_1$ 受体　　C. 胃泌素受体　　D. N 受体　　E. $D_2$ 受体

13. 治疗消化性溃疡药可选用

A. 碳酸氢钠　　B. 西咪替丁　　C. 枸橼酸铋钾　　D. 哌仑西平　　E. 奥美拉唑

14. 下列属于抗幽门螺杆菌药的是

A. 枸橼酸铋钾　　B. 阿莫西林　　C. 罗红霉素　　D. 甲硝唑　　E. 硫糖铝

15. 治疗反流性食管炎可选择

A. 多潘立酮　　B. 甲氧氯普胺　　C. 硫糖铝　　D. 奥美拉唑　　E. 地芬诺酯

16. 多潘立酮可以治疗

A. 反流性食管炎　　B. 肿瘤化疗引起的恶心、呕吐　　C. 胆汁反流性胃炎
D. 慢性萎缩性胃炎　　E. 食管镜检查前用药,防止检查时发生恶心、呕吐

17. 对化学治疗、放射治疗引起的恶心、呕吐有效的药物为

A. 甲氧氯普胺　　B. 奥美拉唑　　C. 昂丹司琼　　D. 格雷司琼　　E. 托比西隆

## 二、填空题

1. 硫酸镁口服给药具有_____和_____作用,注射给药具有_____和_____作用。

2. 鞣酸蛋白口服后在肠内可释出_____,后者与肠黏膜表面的_____形成沉淀,附着在肠黏膜上,减轻刺激,减少炎性渗出,起_____作用。

## 三、简答题

1. 抗消化溃疡药分为几类,每类写出一个代表药。
2. 简述口服和静脉注射硫酸镁分别能产生什么作用,有哪些用途?

## 四、处方分析

1. 患者,男,42 岁,消化性溃疡 2 年余,时轻时重,每当发作严重时就服用奥美拉唑,特点是服药后症状消失,停药后又严重复发,无明显诱因近半个月加重。诊断:消化性溃疡。处方如下,分析用药是否合理,为什么?

Rp:
　　奥美拉唑　20 mg × 7
　　　　用法：20 mg　1 次/天
　　阿莫西林　0.25 g × 40
　　　　用法：0.5 mg　3 次/天

2. 患者,男,28 岁,因与人发生口角后口服大量药物,意识清醒,20 多分钟后家人发现,立即

送到医院急诊。诊断:地西泮急性中毒,处方如下,分析用药是否合理,为什么?

Rp:

硫酸镁　15 g　立即口服

## 【参考答案】

### 一、选择题

（一）A 型题

1. A　2. B　3. B　4. C　5. D　6. A　7. E　8. D

（二）C 型题

9. B　10. E　11. C

（三）X 型题

12. ABC　13. ABCDE　14. ABCDE　15. ABCD　16. ABCDE　17. ACDE

### 二、填空题

1. 致泻,利胆,抗惊厥,降血压
2. 鞣酸,蛋白质,收敛止泻

### 三、简答题

1.（1）中和胃酸药:碳酸氢钠（或碳酸钙、三硅酸镁、氢氧化镁、氢氧化铝）。

（2）抑制胃酸分泌药:$H_2$ 受体阻断药（西咪替丁 雷尼替丁 法莫替丁等）;M 受体阻断药（哌仑西平）;胃泌素受体阻断药（丙谷胺）;质子泵抑制药（奥美拉唑）。

（3）胃黏膜保护药（硫糖铝、枸橼酸铋钾、米索前列醇）。

（4）幽门螺杆菌抑制药（阿莫西林、甲硝唑、罗红霉素、庆大霉素）。

2. 硫酸镁经过不同途径给药产生不同的药理作用:

（1）口服产生:①导泻作用,用于急性便秘、排除肠内毒物和配合驱虫药导出肠内寄生虫体、外科手术前和结肠镜检查前的肠道清洁。②利胆作用,用于慢性胆囊炎、阻塞性黄疸和胆石症。

（2）静脉注射产生:①抗惊厥作用,用于妊娠高血压综合症和破伤风引起的惊厥。②降血压作用,用于高血压危象、高血压脑病等。

### 四、处方分析

1. 此处方属于合理用药。原因:幽门螺杆菌是导致消化性溃疡复发的常见原因,治疗消化性溃疡单用一种胃酸分泌抑制药,症状缓解明显,但易复发,配伍抗幽门螺杆菌药可以提高治愈率,降低复发率。如果再配伍胃黏膜保护药,疗效会更好。

2. 此处方属不合理用药。原因:①口服硫酸镁的目的是导泻,但硫酸镁少量吸收后,对中枢神经有抑制作用,因此,中枢抑制药中毒时应选用硫酸钠导泻,防止加重中毒。②因为服地西泮时间不久,所以除了导泻外,还应该对患者进行洗胃。

## 【难点解析】

16. 多潘立酮可以阻断胃肠道多巴胺 $D_2$ 受体,促进胃肠运动,缓解恶心、呕吐、腹胀等症状,反流性食管炎、胆汁反流性胃炎、慢性萎缩性胃炎可表现为恶心、呕吐、腹胀、食欲缺乏等症状,故正确答案为 ABCDE。

(钱善军)

# 第二十一章 呼吸系统疾病用药

## 【学习重点】

平喘药的分类和代表药的的作用、用途、不良反应;止咳、化痰药的分类和代表药。

## 【学习指导】

重点掌握以沙丁胺醇为代表的选择性 $\beta_2$ 受体激动药的作用、用途、不良反应,比较其他平喘药与沙丁胺醇在临床应用等方面的不同和理由。

一、选择题

**(一) A 型题**

1. 下列哪个药的平喘作用最强
   A. 沙丁胺醇　　　B. 克伦特罗　　　C. 特布他林　　　D. 异丙肾上腺素　　　E. 色甘酸钠
2. M 胆碱受体阻断剂用于控制哮喘,不选择阿托品的原因是
   A. 作用过强　　　B. 引起口干　　　C. 作用弱　　　D. 引起便秘
   E. 对支气管平滑肌 M 受体选择性低
3. 长期吸入可发生声音嘶哑和口腔、咽部白色念珠菌感染的药是
   A. 氨茶碱　　　B. 沙丁胺醇　　　C. 倍氯米松　　　D. 色甘酸钠　　　E. 克伦特罗
4. 下列哪个药对哮喘仅有预防作用而无治疗作用
   A. 氨茶碱　　　B. 沙丁胺醇　　　C. 地塞米松　　　D. 色甘酸钠　　　E. 克伦特罗
5. 色甘酸钠的主要作用机制是
   A. 稳定肥大细胞膜　　　B. 促进炎症介质释放　　　C. 拮抗过敏介质
   D. 直接松弛支气管平滑肌　　　E. 激动 $\beta_2$ 受体
6. 能刺激胃黏膜,反射性地引起呼吸道腺体分泌增加而稀释痰液的药物是
   A. 溴己新　　　B. 羧甲司坦　　　C. 氯化铵　　　D. 乙酰半胱氨酸　　　E. 右美沙芬
7. 下列哪个是黏痰溶解药
   A. 乙酰半胱氨酸　　　B. 氯化铵　　　C. 愈创甘油醚　　　D. 酮替芬　　　E. 苯佐那酯

**(二) B 型题**

(8~9 题共用备选答案)
   A. 可待因　　　B. 奈多罗米　　　C. 异丙肾上腺素　　　D. 喷托维林　　　E. 麻黄碱
8. 预防支气管哮喘发作选用
9. 非成瘾性中枢止咳药是

(三) X 型题

10. 下列属于平喘药的是
A. $\beta_2$ 受体激动药　　　　　　　　B. 茶碱类药　　　　　　C. M 胆碱受体阻断剂
D. 过敏介质阻释药　　　　　　　　　E. 肾上腺皮质激素类药

11. 选择性激动 $\beta_2$ 受体的平喘药是
A. 肾上腺素　　　B. 沙丁胺醇　　　C. 异丙肾上腺素　D. 特布他林　　E. 克仑特罗

12. 治疗哮喘急性发作可选用的药物有
A. 氨茶碱静脉注射　　　　　　　　　B. 沙丁胺醇气雾吸入　　C. 地塞米松静脉注射
D. 倍氯米松气雾吸入　　　　　　　　E. 色甘酸钠喷雾吸入

13. 下列有可能引起心律失常的平喘药是
A. 肾上腺素　　　B. 沙丁胺醇　　　C. 异丙肾上腺素　D. 色甘酸钠　　E. 倍氯米松

14. 可直接抑制延髓咳嗽中枢而发挥止咳作用的药物
A. 苯佐那酯　　　B. 喷托维林　　　C. 那可丁　　　　D. 可待因　　　E. 右美沙芬

15. 有局麻作用的镇咳药是
A. 苯佐那酯　　　B. 喷托维林　　　C. 苯丙哌啉　　　D. 可待因　　　E. 右美沙芬

二、填空题

祛痰药按作用机制不同可分成_____和_____两类,代表药分别是_____和_____。

三、简答题

1. 平喘药分为几类,每类写出一个代表药。
2. 治疗哮喘沙丁胺醇与肾上腺素相比有何异同点？

四、处方分析

患者,女,70岁,慢性支气管炎病史5年,因着凉病情加重4天,咳嗽,胸闷、痰多,喘息,夜晚不能入睡。查体:T 37.5℃,WBC $11 \times 10^9$/L,听诊两肺上部可闻及哮鸣音,诊断为慢性支气管炎急性发作,处方如下,分析用药是否合理,为什么？

Rp：

　　阿莫西林　0.25 g×20
　　　用法：0.5 mg　3次/天
　　氨茶碱　　0.2 g×10
　　　用法：0.2g　3次/天
　　溴己新　　8 mg×20
　　　用法：16 mg　3次/天

## 【参考答案】

**一、选择题**

（一）A 型题

1. B  2. E  3. C  4. D  5. A  6. C  7. A

（二）B 型题

8. B  9. D

（三）X 型题

10. ABCDE  11. BDE  12. ABC  13. ABC  14. BDE  15. AC

**二、填空题**

黏液分泌促进药，黏痰溶解药，氯化铵，乙酰半胱氨酸

**三、简答题**

1. 平喘药分为以下几类：

①$β_2$受体激动药：沙丁胺醇

②茶碱类药：氨茶碱

③M胆碱受体阻断剂：异丙托溴铵（或异丙阿托品）

④过敏介质阻释药：色甘酸钠（或酮替芬）

⑤肾上腺皮质激素类药物：倍氯米松

2. 相同点：两者能激动支气管平滑肌$β_2$受体，松弛支气管平滑肌而平喘。

不同点：①沙丁胺醇对$β_2$受体选择性高，对$β_1$受体选择性低、作用弱，故平喘时不易引起心律失常。肾上腺素对$β_1$和$β_2$受体无选择性，易引起心律失常；②肾上腺素治疗哮喘除了激动$β_2$受体外，还能激动α受体，使支气管黏膜血管收缩，减轻黏膜水肿，有助于缓解哮喘，沙丁胺醇无此作用。

**四、处方分析**

此处方属合理用药。原因：慢支患者急性发作期做到：①控制感染，根据致病菌的性质及药物敏感程度选择抗菌药。轻者，口服或肌内注射抗生素；重者，静脉注射抗菌谱较广的药物。②祛痰止咳，选择乙酰半胱氨酸、溴己新或中药，痰液黏稠者可雾化吸入。老人、体弱及痰多者，不应使用如可卡因等强镇咳剂。③解痉平喘，氨茶碱、沙丁胺醇、异丙托溴铵等平喘药均可。

## 【难点解析】

12. 因为倍氯米松气雾吸入药量不足，适用于慢性哮喘，色甘酸钠为过敏介质释放抑制药，不能控制哮喘症状。故正确答案为ABC。

（钱善军）

# 第二十二章　子宫兴奋药

## 【学习重点】

缩宫素和麦角新碱的作用特点、临床应用和禁忌证。

## 【学习指导】

掌握缩宫素和麦角新碱的作用特点、临床应用和禁忌证。

一、选择题

（一）A 型题

1. 下列哪项不是缩宫素兴奋子宫平滑肌的特点
   A. 子宫收缩的性质与用药剂量密切相关
   B. 对不同部位子宫平滑肌的作用不同
   C. 子宫平滑肌对缩宫素的敏感性与子宫孕期密切相关
   D. 子宫收缩的性质及强度与用药时间相关
   E. 子宫收缩的强度与用药剂量密切相关

2. 下列哪项对胎位正常、无产道障碍而宫缩无力的难产更适合
   A. 大剂量麦角新碱　　B. 小剂量麦角新碱　　C. 大剂量缩宫素
   D. 小剂量缩宫素　　　E. 垂体后叶素

3. 产后子宫复原一般选择哪个药物
   A. 缩宫素　　　　　　B. 麦角新碱　　　　　C. 地诺前列素
   D. 垂体后叶素　　　　E. 地诺前列酮

（二）B 型题

（4~6 题共用备选答案）
   A. 缩宫素　　　　　　B. 地诺前列素　　　　C. 麦角新碱
   D. 垂体后叶素　　　　E. 利托君

4. 小剂量用于引产，大剂量用于产后止血的药是
5. 具有催乳作用的药是
6. 抑制子宫平滑肌的药物是

（7~10 题共用备选答案）
   A. 地诺前列素　　　　B. 双氢麦角碱　　　　C. 麦角胺
   D. 麦角新碱　　　　　E. 麦角毒

7. 具有抗早孕作用的药是

8. 兴奋子宫平滑肌作用最快最强的麦角碱类药是

9. 擅长治疗偏头痛的药物是：

10. 与哌替啶、异丙嗪可配制成冬眠合剂，用于人工冬眠的麦角碱类药是

(三) X 型题

11. 可用于产后止血的药物是

A. 垂体后叶素　　　　　　B. 卡前列素　　　　　　C. 缩宫素

D. 麦角新碱　　　　　　　E. 地诺前列素

12. 应用大剂量缩宫素催产可能引起

A. 产后大出血　　　　　　B. 子宫破裂　　　　　　C. 产后子宫难复原

D. 胎儿窒息宫内　　　　　E. 肢端坏死

### 三、简答题

1. 为什么大剂量缩宫素不可以用于引产或催产，它有什么用途？

2. 同样能兴奋子宫平滑肌，为什么缩宫素可用于引产和催产，而麦角生物碱却不能？

### 四、处方分析

1. 患者，女，27 岁，孕 24 周，近几日无明显诱因经常干咳，下午低热，夜间盗汗，已诊断为肺结核，需要终止妊娠，进行引产。处方如下，分析用药是否合理，为什么？

Rp:

　　　　缩宫素　3 U

　　5% 葡萄糖溶液　500 mL　静脉滴注

2. 患者，女，37 岁，农民，曾孕 3 次人流 2 次、剖宫产 1 女婴，现孕 40 周，生产过程中出现难产，诊断为宫缩无力所致难产，处方如下，分析用药是否合理，为什么？

Rp:

　　　　缩宫素　4 U

　　5% 葡萄糖溶液　500 mL　静脉滴注

## 【参考答案】

### 一、选择题

(一) A 型题

1. D　2. D　3. B

(二) B 型题

4. A　5. A　6. E　7. A　8. D　9. C　10. B

(三) X 型题

11. CD　12. BD

### 三、简答题

1. 缩宫素能兴奋子宫平滑肌，子宫收缩的性质及强度与缩宫素剂量有关，小剂量使子宫产生节律性收缩，用于引产或催产；大剂量可使子宫出现强直性收缩，不利于产程中的胎儿娩出，可有

胎儿窒息和子宫破裂的危险,大剂量缩宫素可用于产后止血,此时胎儿已娩出。

2. 小剂量缩宫素使子宫平滑肌产生节律性收缩,又能松弛子宫颈平滑肌,利于胎儿娩出,用于引产或催产;麦角生物碱兴奋子宫平滑肌,对子宫体和子宫颈的兴奋作用无明显差异,且剂量稍大即引起子宫强直性收缩,故不能用于引产和催产,否则有子宫破裂、胎儿宫内窒息或胎盘滞留宫内的危险。

### 四、处方分析

1. 此处方属合理用药。原因:①缩宫素兴奋子宫,可以用于引产;②用于引产时缩宫素需要使用小剂量,即 2~5 U 内,超过 5 U 即属于大剂量,可使子宫产生强直性收缩,导致胎儿窒息或子宫破裂。

2. 此处方属不合理用药。原因:凡产道异常、胎位不正、头盆不称、前置胎盘、有剖宫产手术史者或三次以上妊娠的经产妇均属禁用缩宫素范围,容易发生胎儿窒息或子宫破裂。此患者既有剖宫术史;又是妊娠 3 次以上的经产妇,属禁用范围。

(钱善军)

# 第二十三章 肾上腺皮质激素类药

## 【学习重点】

糖皮质激素的作用、用途、不良反应。

## 【学习指导】

1. 糖皮质激素是非常常用的药物,作用复杂多样。
2. 结合病理学等关于炎症的知识,在理解的基础上,掌握糖皮质激素的抗炎作用优、缺点。
3. 归纳、总结、记忆糖皮质激素作用、不良反应,如"四抗一血"等。
4. 根据糖皮质激素的作用推导其用途和不良反应,正确理解其禁忌证。

一、选择题

(一) A 型题

1. 糖皮质激素用于严重感染的目的是
   A. 加强抗生素的抗菌作用　　　　　　B. 提高机体抗病能力
   C. 缓解中毒症状,防止病灶扩散　　　　D. 加强心肌收缩力
   E. 以上都不是

2. 糖皮质激素诱发和加重感染的主要原因是
   A. 没有同时应用有效抗菌药物　　　　B. 激素用量不足
   C. 激素用量太大　　　　　　　　　　D. 激素能直接促进病原微生物繁殖
   E. 激素抑制免疫反应,降低抵抗力

3. 经体内转化后才有效的糖皮质激素是
   A. 可的松和泼尼松　　　　　　　　　B. 可的松和氢化可的松
   C. 泼尼松和泼尼松龙　　　　　　　　D. 倍他米松和地塞米松
   E. 以上都不是

4. 长疗程应用糖皮质激素采用隔日清晨一次给药可避免
   A. 反跳现象　　　　　　　B. 停药症状　　　　　　　C. 诱发感染
   D. 反馈性抑制垂体—肾上腺皮质功能　　E. 诱发溃疡

5. 急性严重中毒性感染时糖皮质激素治疗应采用
   A. 大剂量突击静脉给药　　　B. 大剂量肌内注射　　　C. 小剂量多次给药
   D. 一次负荷量,然后给予维持量　　E. 较长时间大剂量给药

6. 关于糖皮质激素对血液成分的影响,正确的描述是
   A. 减少血中中性粒细胞　　　B. 减少血中红细胞　　　C. 减少血小板

D. 减少血红蛋白　　　　　　　　　　　E. 减少血中淋巴细胞
7. 糖皮质激素治疗过敏性支气管哮喘的主要作用机制是
A. 直接松弛支气管平滑肌　　　　　B. 稳定肥大细胞膜　　　　C. 兴奋 $\beta_2$ 受体
D. 阻断 $\beta_2$ 受体　　　　　　　　　　E. 抑制免疫反应
8. 长期应用糖皮质激素可引起
A. 高血钙　　　B. 低血钾　　　C. 低血压　　　D. 高血钾　　　E. 低血糖
9. 糖皮质激素和抗生素合用治疗严重感染的目的是
A. 增加机体对疾病的防御能力　　　B. 防止病灶扩散　　　C. 增强机体应激性
D. 增强抗生素的抗菌活性　　　　　E. 以上都不是
10. 关于糖皮质激素抗毒作用的正确描述是
A. 稳定溶酶体膜、减少蛋白水解酶的释放　　　B. 具有强大的抗炎作用
C. 中和内毒素　　　　　　　　　　　　　　　D. 提高机体对内毒素的耐受力
E. 提高机体对外毒素的耐受力
11. 肾上腺皮质激素不包括下列哪项
A. 糖皮质激素　　B. 盐皮质激素　　C. 胰岛素　　D. 性激素　　E. 醛固酮
12. 下列哪一项属于短效类糖皮质激素药
A. 氢化可的松　　B. 泼尼松　　C. 泼尼松龙　　D. 地塞米松　　E. 倍他米松
13. 抗感染性休克时，糖皮质激素通常与下列哪项配伍应用
A. 吗啡　　　B. 抗生素　　　C. 硫脲类　　　D. 胰岛素　　　E. 以上均可
14. 长期应用糖皮质激素后，可能会出现的不良反应有
A. 血压下降　　B. 骨质疏松　　C. 皮疹　　D. 贫血　　E. 以上都是
15. 下列哪项疾病，一般不列入糖皮质激素禁忌证
A. 真菌感染　　　　　　　　　B. 重症高血压　　　　C. 病毒感染
D. 细菌性肺炎　　　　　　　　E. 严重糖尿病
16. 糖皮质激素用于慢性炎症的目的在于
A. 具强大抗炎作用，促进炎症消散　　　B. 抑制肉芽组织生长，防止粘连和瘢痕
C. 促进毛细血管收缩，降低其通透性　　D. 稳定溶酶体膜，减少蛋白水解酶的释放
E. 抑制花生四烯酸释放，使炎症介质 PG 合成减少

(二) B 型题

(17~19 共用备选答案)

A. 甲泼尼松　　　　　　　　　B. 地塞米松　　　　　　　C. 氢化可的松
D. 氟氢可的松　　　　　　　　E. 泼尼松

17. 抗炎效能最大的糖皮质激素
18. 短效糖皮质激素
19. 外用的糖皮质激素

(20~22 共用备选答案)

A. 糖皮质激素大剂量突击疗法　　　B. 糖皮质激素一般剂量长期疗法
C. 糖皮质激素小剂量替代疗法　　　D. 糖皮质激素外用
E. 糖皮质激素肌内注射

20. 各种恶性淋巴瘤采用
21. 阿狄森病采用
22. 湿疹采用

**(三) X 型题**

23. 下列哪些现象可能是用了糖皮质激素引起的
    A. 溃疡加重　　B. 畸胎　　C. 白内障　　D. 癫痫发作　　E. 骨质疏松
24. 感染性休克的治疗可以用下列哪些药物
    A. 阿托品　　B. 抗生素　　C. 强心苷　　D. 右旋糖酐　　E. 氢化可的松
25. 长期大量应用糖皮质激素,应采取以下哪些措施
    A. 低糖饮食　　B. 低钾饮食　　C. 高蛋白饮食　　D. 低钠饮食　　E. 高糖饮食

## 二、填空题

1. 糖皮质激素可诱发或加重_____、_____,还能诱发_____和_____。
2. 糖皮质激素的疗程及用法有_____、_____、_____。
3. 糖皮质激素的主要作用是"四抗",即_____、_____、_____、_____。

## 三、简答题

1. 长期大剂量使用糖皮质激素类药物会出现哪些不良反应,可采取哪些措施预防?
2. 正确评价糖皮质激素类的抗炎作用。

## 四、处方分析

卞某,男,32 岁,患风湿性关节炎 4 年,因受凉感冒,医师为该患者开出下列处方,试分析该处方是否合理,为什么?

Rp:
　　醋酸泼尼松片　5 mg×60
　　　　用法:10 mg/次　3 次/天
　　阿司匹林片　0.5 g×30
　　　　用法:0.5/次　3 次/天

## 【参考答案】

### 一、选择题

**(一) A 型题**

1. C　2. E　3. A　4. D　5. A　6. E　7. E　8. B　9. B　10. D　11. C　12. A　13. B　14. B　15. D　16. B

**(二) B 型题**

17. B　18. C　19. D　20. B　21. C　22. D

## (三) X 型题
23. ABCDE　24. ABDE　25. ACD

## 二、填空题
1. 感染,溃疡,精神病,癫痫
2. 大剂量突击疗法,一般剂量长期疗法,小剂量替代疗法,隔日疗法
3. 抗炎,抗过敏,抗毒,抗休克

## 三、简答题
1. 长期大剂量使用糖皮质激素类药物可出现医源性肾上腺皮质功能亢进症、诱发或加重感染、诱发或加重溃疡;引起钠水潴留、引发高血压、高胆固醇血症、诱发动脉粥样硬化;出现肌肉萎缩、骨质疏松,偶见癫痫及精神病发作、伤口愈合延缓,偶致胎儿畸形、儿童白内障等。预防措施:对于长期大量应用糖皮质激素,给予低盐、低糖、高蛋白质饮食,同时补钾。病毒、真菌感染一般不用糖皮质激素。溃疡病、心血管疾病及其他相关疾病患者慎用或禁用。

2. 糖皮质激素有非特异性的强大的抗炎作用。对炎症各期均有作用。对炎症早期可减轻渗出性病变,缓解红、肿、热、痛等症状;对炎症后期可抑制增生性病变,防止粘连和瘢痕的形成。但其在抗炎的同时,也降低机体的防御能力,可致感染扩散与延缓伤口愈合。

## 四、处方分析
不合理,因两者对胃黏膜有损害,可导致胃溃疡的形成。

# 【难点解析】

## (一) A 型题
4. 长期应用糖皮质激素后,由于体内糖皮质激素超过正常水平,通过负反馈作用,使下丘脑-垂体-肾上腺皮质系统抑制,垂体前叶ACTH分泌减少,因而内源性肾上腺皮质分泌功能减退,甚至肾上腺皮质萎缩。正常人激素的分泌高峰是在晨间醒后的1小时左右(晨间7~8点),若在清晨给一次激素,则此时因和肾上腺皮质的分泌高峰一致,所以对垂体-肾上腺皮质分泌功能几无影响,如用隔日疗法,即使是大剂量亦很少有明显抑制发生,而可能仅在用药当日肾上腺皮质受到一定抑制,不用药日其抑制作用又可自行解除。可见,正确答案为D。

6. 糖皮质激素对血液成分的影响可归纳为"三多两少",其中,中性粒细胞的数量增加,但其吞噬能力降低。故正确答案为E。

16. 急性炎症早期主要表现为红肿热痛等症状,ACDE均为减轻炎症早期症状的目的,慢性炎症很可能由于肉芽组织生长而形成粘连和疤痕。故正确答案为B。

## (三) X 型题
24. 感染性休克由于内毒素的作用引起微循环痉挛导致有效循环血量的减少。阿托品可以扩张血管,改善微循环;氢化可的松可以利用其"四抗"辅助抗生素治疗感染性休克;右旋糖酐可以扩充血容量。故正确答案为ABDE。

25. 糖皮质激素促进糖和蛋白质的分解、抑制糖和蛋白质的合成,并有醛固酮样的水盐代谢作用。故正确答案为ACD。

(钱善军)

# 第二十四章 甲状腺激素及抗甲状腺药

## 【学习重点】

硫脲类和碘剂的作用、用途、不良反应。

## 【学习指导】

1. 复习有关甲状腺激素的生物合成及其分泌与调节的知识。
2. 带着问题学习、思考：硫脲类药物为什么起效慢，疗效持久？大剂量碘剂为什么起效快而强？甲亢患者做甲状腺次全切除术时，用硫脲类和大剂量碘剂的目的是什么？

一、选择题

（一）A 型题

1. 甲状腺手术前，使用下列哪一药物，可以使腺体缩小变硬而有利于手术的进行
   A. 甲巯咪唑　　　B. 丙硫氧嘧啶　　　C. 碘化物　　　D. 卡比马唑　　　E. 甲硫氧嘧啶
2. 丙硫氧嘧啶的作用机制是
   A. 抑制甲状腺激素的生物合成　　　B. 抑制甲状腺摄取碘
   C. 抑制甲状腺激素的释放　　　　　D. 抑制 TSH 的分泌
   E. 抑制 TRH 的分泌
3. 治疗黏液性水肿的药物是
   A. 丙硫氧嘧啶　　　B. 碘化钾　　　C. 甲巯咪唑　　　D. 甲状腺粉　　　E. 放射性碘
4. 甲巯咪唑的主要不良反应是
   A. 甲状腺肿　　　　　　　　　B. 过敏反应　　　　　　　C. 粒细胞缺乏
   D. 甲状腺功能减退　　　　　　E. 以上都是
5. 不能单独用于甲状腺功能亢进症内科治疗的药物是
   A. 普萘洛尔　　　　　　　　　B. 碘化物　　　　　　　　C. 甲巯咪唑
   D. 卡比马唑　　　　　　　　　E. 甲硫氧嘧啶
6. 甲亢患者，已不宜手术治疗，且对硫脲类药物过敏，可以考虑用下列哪项治疗
   A. 丙硫氧嘧啶　　　B. 甲巯咪唑　　　C. 放射性碘　　　D. 碘盐　　　E. 卡比马唑
7. 甲亢的内科治疗，给药的方法宜选用
   A. 大剂量冲击疗法　　　　　　B. 先用大剂量，后用维持量
   C. 小剂量长程治疗　　　　　　D. 先用小剂量，后用维持量
   E. 大剂量长程治疗

## (二) B 型题

(8~10题共用备选答案)

A. 放射性碘　　　B. β受体阻断药　　　C. 丙硫氧嘧啶　　　D. 甲状腺粉　　　E. 大剂量碘

8. 以上哪种药长期使用后,可能会引起甲状腺肿大
9. 应用以上哪种药,可以迅速缓解甲状腺危象的症状
10. 用于防治单纯性甲状腺肿大的药物是

## (三) X 型题

11. 下列哪些药物可用于治疗甲状腺危象

A. 大剂量碘　　　B. 小剂量碘　　　C. 甲巯咪唑　　　D. 甲状腺粉　　　E. 放射性碘

12. 丙硫氧嘧啶的主要不良反应包括

A. 过敏　　　B. 白细胞下降　　　C. 刺激性干咳　　　D. 消化道反应　　　E. 甲状腺肿大

13. 碘和碘化物临床可用于

A. 甲亢术前准备　　　B. 甲亢内科治疗　　　C. 甲状腺危象

D. 单纯性甲状腺肿　　　E. 呆小病

## 二、简答题

1. 抗甲状腺药有哪几类？各类有何临床应用？
2. 简述硫脲类药物的作用机制及临床应用。

## 三、处方分析

某甲亢患者因并发细菌性肺炎,出现高热、大汗并虚脱,实验室检查提示体内电解质紊乱。临床诊断为甲亢危象,医师采取下列药物予以治疗、抢救。试问该处方是否合理,为什么？

Rp：

| 丙硫氧嘧啶 | 200 mg | po | 1次/6小时 |
| 普萘洛尔 | 40 mg | po | 1次/6~8小时 |
| 碘化钠 | 1.0 g | | |
| 葡萄糖注射液 | 500 mL | | 静脉滴注 |
| 氢化可的松 | 300 mg | | |
| 生理盐水 | 500 mL | | 静脉滴注 |

## 【参考答案】

### 一、选择题

(一) A 型题

1. C　2. A　3. D　4. E　5. A　6. C　7. B

(二) B 型题

8. C　9. E　10. D

(三) X 型题

11. AC　12. ABDE　13. ACDE

## 二、简答题

1. 抗甲状腺药有四类。①硫脲类：临床用于甲亢治疗、甲亢术前准备、甲亢危象的辅助治疗等；②碘和碘化物：小剂量用于单纯性甲状腺肿，大剂量用于甲亢术前准备和甲亢危象的治疗；③放射性碘：用于甲亢和甲状腺功能测定；④β受体阻断药：甲亢和甲亢危象的辅助治疗。

2. 硫脲类作用机制为抑制甲状腺内的过氧化物酶，从而抑制甲状腺激素的合成，临床用于甲亢治疗、甲亢术前准备、甲亢危象的辅助治疗。

## 三、处方分析

该用药方法合理。甲亢危象是甲亢最为凶险的并发症，发展快，病死率高，一旦诊断成立应立即抢救。口服丙硫氧嘧啶可减少甲状腺激素的合成与转化，大剂量碘可抑制甲状腺激素释放，普萘洛尔可降低周围组织对甲状腺激素的反应，氢化可的松可纠正危象时可能存在的肾上腺皮质功能相对不全的应激反应。

## 【难点解析】

8. 长期使用丙硫氧嘧啶，可抑制甲状腺激素的合成，可能会通过下丘脑-垂体-甲状腺轴的负反馈调节引起甲状腺肿大；大剂量碘可以抑制TSH，不会导致甲状腺肿大。

（钱善军）

# 第二十五章 胰岛素及口服降糖药

## 【学习重点】

胰岛素、磺酰脲类药物及双胍类药物的作用、降糖特点、临床用途及主要不良反应;胰岛素增敏剂、α-葡萄糖苷酶抑制剂的作用特点与临床用途。

## 【学习指导】

1. 学习本章内容时,先了解糖的主要来路和去路有哪些,这样便于理解本章药物的降糖机制,一般是通过增加糖的去路和/或减少来路而产生降糖作用的。

2. 学习胰岛素时应注重其临床适应证,要理解它是治疗1型糖尿病的关键药物,也是2型糖尿病采用口服降糖药无效或出现并发症或严重合并症的重要抢救药之一。此外,还要注意胰岛素在临床上的其他用途,如纠正细胞内缺钾。

3. 在学习口服降糖药时,先掌握口服降糖药的分类,然后比较每一类药物的降糖机制和特点;而对同一类药物应学会掌握其共性和个性特点,并比较磺酰脲类和双胍类药物的主要不良反应,最后通过习题促进和巩固对知识点的掌握。

一、选择题

(一) A 型题

1. 抢救酮症酸中毒昏迷患者宜选用
   A. 珠蛋白锌胰岛素  B. 普通胰岛素  C. 低精蛋白锌胰岛素
   D. 精蛋白锌胰岛素  E. 以上都不选

2. 磺酰脲类药物的主要降糖机制是
   A. 增加糖的无氧酵解  B. 刺激胰岛 B 细胞释放胰岛素
   C. 加速胰岛素合成  D. 抑制胰岛素降解  E. 抑制葡萄糖的吸收

3. 可用于尿崩症的降血糖药是
   A. 格列齐特  B. 精蛋白锌胰岛素  C. 氯磺丙脲  D. 甲苯磺丁脲  E. 格列吡嗪

4. 下列宜用于肥胖型糖尿病的药物是
   A. 格列本脲  B. 罗格列酮  C. 二甲双胍  D. 甲苯磺丁脲  E. 格列齐特

5. 下述哪一种糖尿病不需首选胰岛素治疗
   A. 合并严重感染的中度糖尿病  B. 酮症  C. 轻度或中度糖尿病
   D. 幼年重度糖尿病  E. 糖尿病合并妊娠

6. 有血栓倾向的糖尿病患者,适合选用的口服降糖药为
   A. 双胍类  B. 阿卡波糖  C. 格列齐特  D. 格列苯脲  E. 胰岛素

7. 胰岛素制剂一般不采用下列哪种给药途径

A. 皮下注射　　　　B. 肌内注射　　　　C. 静脉滴注　　　　D. 口服给药　　　　E. 吸入给药

8. 对餐后血糖显著升高的 2 型糖尿病患者,可选用下列药物

A. 阿卡波糖　　　　　　　　B. 甲苯磺丁脲　　　　C. 氯磺丙脲

D. 精蛋白锌胰岛素　　　　　E. 普通胰岛素

### (二) B 型题

(9 ~ 13 题共用备选答案)

A. 格列齐特　　　B. 苯乙双胍　　　C. 普通胰岛素　　　D. 阿卡波糖　　　E. 罗格列酮

9. 易出现乳酸血症的药物是

10. 属于 α - 葡萄糖苷酶抑制剂,可明显降低餐后血糖的药物是

11. 属于胰岛素增敏剂的药物是

12. 能减弱血小板的黏附力,对防治糖尿病患者微血管并发症有一定作用的药物是

13. 能引起注射部位脂肪萎缩的药物是

### (三) X 型题

14. 下列属于口服降糖药的有

A. 格列齐特　　　　　　　　B. 阿卡波糖　　　　　　　　C. 甲苯磺丁脲

D. 精蛋白锌胰岛素　　　　　E. 二甲双胍

15. 下列哪些药物可用于 2 型糖尿病

A. 普通胰岛素　　B. 丙硫氧嘧啶　　C. 格列苯脲　　D. 甲巯咪唑　　E. 瑞格列奈

16. 下列哪些药物一般不用于 1 型糖尿病

A. 硫脲类药物　　B. 精蛋白锌胰岛素　　C. 普通胰岛素　　D. 磺酰脲类　　E. 阿卡波糖

17. 长期使用磺酰脲类药物,可能出现下列不良反应

A. 粒细胞减少　　B. 血小板减少　　C. 肝损害　　D. 心律失常　　E. 消化道反应

## 二、简答题

1. 简述胰岛素的主要不良反应。

2. 简述磺酰脲类降血糖药的药理依据及临床应用。

## 三、处方分析

李某,47 岁,患 2 型糖尿病 10 年,现因头晕、心悸前往医院诊治,医师诊断为糖尿病伴发高血压和窦性心动过速。医师为其开下列处方,请分析是否合理,为什么?

Rp:

　　格列本脲　2.5 mg × 60 片

　　　　用法：5 mg/次　3 次/天

　　普萘洛尔　10 mg × 30 片

　　　　用法：10 mg/次　3 次/天

## 【参考答案】

一、选择题

（一）A 型题

1. B　2. B　3. C　4. C　5. C　6. C　7. D　8. A

（二）B 型题

9. B　10. D　11. E　12. A　13. C

（三）X 型题

14. ABCE　15. ACE　16. ADE　17. ABCE

二、简答题

1. 胰岛素的主要不良反应有：①低血糖症：患者出现饥饿感、出汗、心跳加快、焦虑、震颤等症状，重者引起昏迷、惊厥及休克；②过敏反应：如皮疹、血管神经性水肿，偶可引起过敏性休克；③胰岛素抵抗；④脂肪萎缩，高纯度制剂较少见。

2. 磺酰脲类降血糖药的药理依据主要是刺激胰岛 B 细胞释放胰岛素，此外，还能降低胰岛素代谢、促进周围组织对胰岛素的敏感性、促进胰岛素与其受体的结合、抑制胰高血糖素的分泌。临床用于单用饮食治疗不能控制的、胰岛功能尚存的 2 型糖尿病患者和尿崩症。

三、处方分析

此用药方法不合理。这两药合用可增强降血糖作用导致低血糖。普萘洛尔通过阻断 β 受体，抑制了交感神经兴奋引起的脂肪和肌糖原分解而使血糖降低。并且普萘洛尔可抑制因低血糖引起的代偿性交感性肾上腺活动增加所致的症状，使低血糖反应不易察觉。

## 【难点解析】

一、选择题

1. 酮症酸中毒昏迷属于糖尿病急性并发症，须立即用胰岛素静脉注射进行急救，而普通胰岛素则是胰岛素制剂中唯一能够用于静脉用药的制剂，故此题答案应选 B。

6. 格列齐特、格列吡嗪能减弱血小板的黏附力，有一定的抗血栓作用，对防治糖尿病患者微血管并发症有一定作用，故对有血栓倾向的糖尿病患者宜选择格列齐特或格列吡嗪，本题选 C。

（严继贵）

# 第二十六章 抗微生物药

## 【学习重点】

抗病原微生物药、抗生素、抗菌谱、抗菌活性、化疗指数、抗生素后效应、耐药性等概念。

## 【学习指导】

1. 学习本章内容,了解机体、药物和病原体三者间的关系,重点掌握常用抗菌药术语的概念与意义。
2. 在理解的基础上,熟悉抗菌药作用机制、细菌耐药性分类及产生机制。

一、选择题

**(一) A型题**

1. 抗菌活性是指
   A. 药物抑制或杀灭细菌的范围    B. 药物抑制或杀灭细菌的能力
   C. 药物穿透细菌细胞膜的能力    D. $LD_{50}$    E. $ED_{50}$

2. 耐药性是指
   A. 连续用药机体对药物产生不敏感现象
   B. 连续用药细菌对药物的敏感性降低甚至消失
   C. 反复用药患者对药物产生精神依赖性
   D. 反复用药患者对药物产生生理依赖性
   E. 反复用药患者对药物产生身体免疫性

3. 青霉素对大多数革兰阴性杆菌无效,此现象是
   A. 天然耐药性    B. 获得耐药性    C. 交叉耐药性
   D. 多药耐药性    E. 部分交叉耐药性

4. 抗菌药物的抗菌范围为
   A. 抗菌活性    B. 抗菌后效应    C. 抗菌谱    D. 耐受性    E. MIC

5. 抗菌药物与细菌接触一段时间,浓度逐渐降低到低于 MIC 或全部消除后,细菌生长仍持续抑制的现象称为
   A. 抗菌谱    B. 抗菌活性    C. 抗菌后效应    D. 耐药性    E. 耐受性

**(二) B型题**

(6~8题共用备选答案)
   A. 干扰细菌细胞壁合成    B. 增加细菌胞浆膜的通透性
   C. 抑制蛋白质合成    D. 影响叶酸合成

E. 抑制 DNA 合成

6. 青霉素类抗菌作用机制
7. 喹诺酮类抗菌作用机制
8. 磺胺类抗菌作用机制

(三) X 型题

9. 产生耐药性的机制表现为
A. 降低外膜的通透性　　　　　　B. 改变靶位的结构　　　C. 产生灭活酶
D. 增强主动外排系统活性　　　　E. 细菌改变代谢途径

10. 通过抑制细菌细胞壁合成而产生抗菌作用的药物包括
A. 青霉素类　　B. 头孢菌素类　　C. 红霉素　　D. 万古霉素　　E. 四环素

11. 通过抑制细菌蛋白质合成而产生抗菌作用的药物包括
A. 磺胺类　　B. 喹诺酮类　　C. 万古霉素　　D. 红霉素　　E. 四环素

12. 抑制核酸合成的药物有
A. 利福平　　B. 甲氧苄啶　　C. 磺胺类　　D. 氯霉素　　E. 喹诺酮类

## 二、填空题

1. 抗菌药物治疗指数可用 ＿＿＿＿ 比值表示，比值越大，其安全性越 ＿＿＿＿ 。

2. 抗病原微生物药治疗疾病应注意 ＿＿＿＿ 、 ＿＿＿＿ 和 ＿＿＿＿ 三者间的相互关系。

3. 抗菌药物作用机制可概括为以下五种： ＿＿＿＿ 、 ＿＿＿＿ 、 ＿＿＿＿ 、 ＿＿＿＿ 、 ＿＿＿＿ 。

## 三、名词解释

1. 抗病原微生物药
2. 抗菌药
3. 抗菌谱
4. 抗菌活性
5. 抑菌药
6. 杀菌药
7. 抗生素
8. 耐药性
9. 抗菌后效应

## 四、简答题

1. 简述抗菌后效应的概念与意义。
2. 简述抗菌药物的作用机制。
3. 简述细菌对抗菌药物产生耐药性的机制。

# 【参考答案】

## 一、选择题

(一) A 型题
1. B　2. B　3. A　4. C　5. C

## (二) B 型题
6. A　7. E　8. D

## (三) X 型题
9. ABCDE　10. ABD　11. DE　12. AE

## 二、填空题
1. $LD_{50}/ED_{50}$，大

2. 机体，病原体，药物

3. 干扰细菌细胞壁合成，抑制细菌蛋白质合成，抑制细菌核酸代谢，影响细菌叶酸合成，影响细菌胞浆膜的通透性

## 三、名词解释
1. 是对病原微生物有抑制或杀灭作用，用于防治感染性疾病的药物，包括抗菌药、抗真菌药和抗病毒药。

2. 抗菌药是一类能抑制或杀灭细菌，用于防治细菌感染性疾病的药物。

3. 抗菌药抑制或杀灭病原微生物的范围。

4. 指药物抑制或杀灭细菌的能力。

5. 抑制病原菌生长繁殖的药物。

6. 不仅抑制病原菌生长繁殖而且能杀灭病原菌的药物。

7. 是某些微生物产生的代谢物质，对另一些微生物有抑制或杀灭作用。

8. 是指细菌与抗菌药物反复接触后对药物的敏感性减低甚至消失。

9. 是指停用抗菌药物后仍然持续存在的抗微生物效应，通常以时间（小时）表示。

## 四、简答题
1. 抗菌后效应（post-antibiotic effect，PAE）是指抗菌药物作用于细菌并产生抑制作用后，抗菌药浓度降至最低抑菌浓度以下或消失后，对细菌的抑制作用依然持续一定时间，这种现象称为抗菌后效应或抗生素后效应。一般而言，PAE 时间越长，其抗菌活性越强，PAE 是评价抗菌药物活性的重要指标之一，可应用于临床给药方案的设计及合理用药等方面。如氨基糖苷类 1 天给药 1 次的疗法与每天分次给药效果相当，不良反应下降。现已发现，几乎所有的抗生素都有不同程度的 PAE。

2. 抗菌药物的作用机制包括：①抑制细菌细胞壁的合成，如青霉素类；②抑制细菌蛋白质合成，如红霉素、庆大霉素、氯霉素、林可霉素类、四环素类；③影响细菌核酸代谢，如喹诺酮类抗菌药通过抑制 DNA 回旋酶，阻碍敏感菌的 DNA 复制而产生杀菌作用；④影响细菌叶酸代谢，如磺胺类抗菌药抑制二氢叶酸合成酶，甲氧苄啶抑制二氢叶酸还原酶，分别干扰叶酸代谢不同环节，抑制细菌生长繁殖；⑤影响细菌胞浆膜通透性，如两性霉素 B 和多黏菌素类。

3. 耐药性产生的机制包括：①产生失活酶和钝化酶；②细胞膜通透性改变；③靶位发生改变；④产生代谢拮抗物；⑤细菌加强主动外排系统，将抗菌药物拒之门外。

（刘　玮）

# 第二十七章　抗生素

## 【学习重点】

青霉素、头孢菌素类、红霉素、氨基糖苷类的抗菌谱、耐药性、临床用途、不良反应及防治；四环素、氯霉素作用特点。

## 【学习指导】

1. 采用对比方法，学习掌握青霉素、头孢菌素类、红霉素、氨基糖苷类的抗菌谱与抗菌作用、耐药性、临床用途、不良反应及防治。

2. 以青霉素、红霉素为代表药，学习总结半合成青霉素、各代头孢菌素类、林可霉素类抗生素作用特点。

3. 掌握氨基糖苷类抗生素的共性，熟悉常用氨基糖苷类抗生素特点及应用。

4. 熟悉四环素类抗生素的共性，比较四环素、多西环素、米诺环素等常用药物的特点与应用、不良反应与防治。

5. 熟悉氯霉素的抗菌作用及机制、临床应用及其不良反应与防治。

6. 了解万古霉素、多粘菌素类、杆菌肽类的抗菌特点和应用。

一、选择题

（一）A 型题

1. 青霉素所致过敏性休克应立即选用

A. 肾上腺素　　　B. 抗组织胺药　　C. 糖皮质激素　　D. 去甲肾上腺素　　E. 多巴胺

2. 与青霉素 G 比较，氨苄西林的抗菌特点是

A. 耐青霉素酶　　　　　　　　B. 广谱　　　　　　　C. 对铜绿假单胞杆菌有效

D. 无交叉耐药性　　　　　　　E. 不抗酸

3. 青霉素在体内的主要消除方式是

A. 肝脏代谢　　B. 胆汁排泄　　C. 肾小球滤过　　D. 肾小管分泌　　E. 被血浆酶破坏

4. 有关第三代头孢菌素，叙述错误的是

A. 对肾脏基本无毒性　　　　　　B. 对革兰阳性菌的作用比第一、二代弱

C. 对铜绿假单胞菌的作用很强　　D. 对革兰阴性菌的作用比第一、二代强

E. 对 β-内酰胺酶具有不稳定性

5. 克拉维酸属于

A. 青霉素类抗生素　　　B. 单环 β-内酰胺类抗生素　　　C. β-内酰胺酶抑制剂

D. 头孢菌素类抗生素　　E. 合成青霉素类抗生素

6. 大环内酯类抗生素的作用机制是
   A. 抑制细菌 DNA 合成　　　　　　　　　　B. 抑制细菌细胞壁合成
   C. 与核糖体 30S 亚基结合,抑制细菌蛋白质合成
   D. 与核糖体 50S 亚基结合,抑制细菌蛋白质合成
   E. 抑制蛋白质始动复合物形成
7. 可用于耐酶金葡菌感染的半合成青霉素是
   A. 氨苄西林　　　B. 青霉素 V　　　C. 双氯西林　　　D. 阿莫西林　　　E. 羧苄西林
8. 克拉维酸与阿莫西林配伍应用的主要药理学基础是
   A. 增加阿莫西林口服吸收　　　　　　　B. 竞争肾小管分泌系统,减少阿莫西林排泄
   C. 抑制肝药酶,减少阿莫西林代谢　　　D. 抑制 β-内酰胺酶,对抗细菌对阿莫西林的耐药性
   E. 延长青霉素作用时间
9. 嗜肺军团菌肺炎宜选用
   A. 青霉素 G　　　B. 头孢氨苄　　　C. 红霉素　　　D. 阿莫西林　　　E. 林可霉素
10. 对金黄色葡萄球菌引起的急慢性骨髓炎,下列最佳治疗药是
    A. 青霉素 G　　　B. 螺旋霉素　　　C. 红霉素　　　D. 庆大霉素　　　E. 克林霉素
11. 氨基糖苷类抗生素的主要作用机制是
    A. 抑制细胞壁合成　　　　　　B. 影响叶酸代谢　　　　　　C. 阻碍 DNA 合成
    D. 抑制蛋白质合成　　　　　　E. 增加胞浆膜通透性
12. 有关万古霉素的叙述,错误的是
    A. 对革兰阳性菌有强大杀灭作用　　　　B. 可阻滞神经肌肉接头
    C. 主要用于 MRSA 严重感染　　　　　　D. 可致耳聋和肾脏损害
    E. 属肽类抗生素
13. 庆大霉素与呋塞米合用可导致
    A. 抗菌作用增强　　　　　　B. 抗菌谱扩大　　　　　　C. 利尿作用增强
    D. 耳毒性加重　　　　　　　E. 肾毒性增加
14. 下列对氨基糖苷类抗生素无效的细菌是
    A. 厌氧菌　　　　　　　　　B. 铜绿假单胞菌　　　　　　C. $G^+$ 菌
    D. $G^-$ 菌　　　　　　　　E. 结核杆菌
15. 下列治疗铜绿假单胞菌感染有效的药物是
    A. 氨苄西林　　　B. 青霉素 G　　　C. 阿莫西林　　　D. 羧苄西林　　　E. 头孢呋辛
16. 治疗立克次体病首选的药物是
    A. 庆大霉素　　　B. 青霉素　　　C. 链霉素　　　D. 四环素　　　E. 阿奇霉素
17. 氯霉素的抗菌作用机制是
    A. 影响 DNA 合成　　　　　　B. 影响胞浆膜的通透性　　　　　　C. 影响细胞壁合成
    C. 与核糖体 50S 亚基结合,影响蛋白质合成　　　　　　　　　　E. 影响 RNA 合成
18. 治疗胆道感染可选用
    A. 红霉素　　　B. 多黏菌素　　　C. 青霉素　　　D. 氯霉素　　　E. 庆大霉素
19. 氯霉素临床应用受限的主要原因是
    A. 有严重的血液系统毒性　　　　　　B. 细菌耐药性多见　　　　　　C. 血药浓度低

D. 有明显的肾毒性　　　　　　　　　E. 抗菌活性低

20. 下列可引起幼儿牙釉质发育不良并黄染的药物是
　　A. 红霉素　　　　B. 四环素　　　　C. 青霉素　　　　D. 林可霉素　　　　E. 多黏菌素 E

21. 应用氯霉素时要注意定期检查
　　A. 肝功能　　　　B. 血常规　　　　C. 肾功能　　　　D. 尿常规　　　　E. 心电图

22. 多西环素的特点是
　　A. 比四环素弱　　B. $t_{1/2}$ 较长　　C. $t_{1/2}$ 短　　D. 不良反应多　　E. 口服吸收少而不规则

(二) B 型题

(23～24 题共用备选答案)
　　A. 青霉素 G　　　B. 氨苄西林　　　C. 羧苄西林　　　D. 链霉素　　　E. 双氯西林

23. 钩端螺旋体感染首选

24. 耐药金葡菌感染选用

(25～28 题共用备选答案)
　　A. 口服吸收好,适用于肺炎球菌所致下呼吸道感染
　　B. 与庆大霉素用于铜绿假单胞菌感染时不能混合静脉滴注
　　C. 脑脊液中浓度较高,酶稳定性高,适用于严重脑膜感染
　　D. 肾毒性较大
　　E. 口服、肌内注或静脉注射均可用于全身感染

25. 头孢噻啶

26. 阿莫西林

27. 头孢曲松

28. 羧苄西林

(29～31 题共用备选答案)
　　A. 氯霉素　　　　B. 四环素　　　　C. 链霉素　　　　D. 青霉素　　　　E. 红霉素

29. 新生儿因缺乏葡萄糖醛酸转移酶而易产生毒性的药物

30. 胆汁中浓度约为血清浓度 10～20 倍的药物

31. 可用于治疗流行性脑脊髓膜炎的药物

(三) X 型题

32. β-内酰胺类抗生素的作用机制是
　　A. 抑制二氢叶酸合成酶　　　　B. 抑制细胞壁黏肽合成酶　　　　C. 抑制细菌核酸代谢
　　D. 触发自溶酶　　　　　　　　E. 抑制细菌蛋白质合成

33. 青霉素类抗生素的特点是
　　A. 对繁殖期细菌有杀菌作用　　B. 影响细菌细胞壁合成
　　C. 抗菌谱相同　　　　　　　　D. 有交叉耐药性　　　　　　　　E. 有交叉过敏反应

34. 革兰阴性杆菌感染可选用
　　A. 半合成青霉素　　　　　　　B. 天然青霉素　　　　　　　　　C. 第一代头孢菌素
　　D. 第三代头孢菌素　　　　　　E. 第四代头孢菌素

35. 属广谱青霉素类药物有
　　A. 青霉素 G　　　B. 青霉素 V　　　C. 氨苄西林　　　D. 美西林　　　E. 阿莫西林

36. 下列关于庆大霉素的错误叙述项是
A. 是临床常用的氨基糖苷类抗生素　　　B. 不能口服,仅通过肌内注射或静脉滴注给药
C. 可与羧苄西林混合滴注,治疗铜绿假单胞菌感染
D. 可局部用于皮肤、黏膜感染　　　E. 可引起肾脏毒性

37. 多黏菌素类药物的特点是
A. 口服易吸收　　　B. 不易进入脑脊液　　　C. 对革兰阳性菌有强大杀灭作用
D. 抗菌机制主要是抑制细胞壁合成　　　E. 毒性较大

38. 四环素的不良反应包括
A. 胃肠刺激　　　B. 肝脏毒性　　　C. 二重感染
D. 影响骨和牙齿生长　　　E. 再生障碍性贫血

39. 四环素正确叙述项是
A. 胆汁浓度高,具有肝肠循环　　　B. 多价金属离子可妨碍其吸收
C. 不易透过血脑屏障　　　D. 胃液中酸度高时吸收较好
E. 碱化尿液可增加其尿中排出量

40. 氨基糖苷类抗菌作用特点是
A. 杀菌速率与杀菌持续时间呈浓度依赖性　　　B. 对需氧革兰阴性杆菌作用强
C. 具有较长时间的 PAE　　　D. 具有初次接触效应
E. 在碱性环境中抗菌活性增强

41. 关于氯霉素的正确叙述项是
A. 抗菌谱广　　　B. 与核糖体 30S 亚基结合,抑制蛋白质合成
C. 耐药性发生较慢　　　D. 可引起严重骨髓抑制和灰婴综合征
E. 对伤寒、副伤寒有效

## 二、填空题

1. 半合成青霉素与青霉素 G 比较其特点为 _____、_____ 和 _____。
2. 青霉素的抗菌机制是 _____,主要不良反应是 _____。
3. 头孢拉定是头孢菌素第 _____ 代,头孢他啶是头孢菌素第 _____ 代。
4. 氨基糖苷类药物主要不良反应有 _____、_____、_____ 和 _____。
5. 链霉素过敏性休克发生时,首选静脉注射 _____。
6. 青霉素必须临用前配制是为了防止 _____ 和 _____。
7. β-内酰胺酶抑制剂有 _____ 和 _____,它们与青霉素组成复方,其应用目的是 _____。
8. 梅毒治疗首选 _____,斑疹伤寒治疗首选 _____,破伤风治疗首选 _____,流脑治疗首选 _____,军团菌病治疗首选 _____。

## 三、名词解释

1. 初次接触效应

2. 二重感染
3. 灰婴综合征

## 四、简答题

1. 试述青霉素过敏反应的防治措施。
2. 青霉素 G 和半合成青霉素有何异同点？
3. 试述第一代与第三代头孢菌素各自的特点。
4. 试述氨基糖苷类抗生素的共同特性。
5. 简述红霉素的抗菌谱、临床应用。
6. 四环素主要不良反应有哪些？

## 五、处方分析

1. 某女，19 岁，发热 1 天，体温 39.3℃，头痛，两侧扁桃体肿大并有脓苔，诊断为化脓性扁桃体炎。医师给患者开出了下列处方。请分析本方是否合理。为什么？

Rp：

    青霉素注射剂　80 万 U×6 支

        用法：皮试后 80 万 U　肌内注射　2 次/天

    对乙酰氨基酚　0.5 g×9

        用法：0.5 g/次　3 次/天

2. 医师给一位烧伤并发铜绿假单胞菌感染的患者开出了下列处方，请分析是否合理，为什么？

Rp：

    硫酸庆大霉素注射液　4 万 U×18 支

        用法：12 万 U/次　肌内注射　2 次/天

    硫酸妥布霉素注射液　40 mg×18 支

        用法：80 mg　肌内注射　1 次/8 小时

    诺氟沙星胶囊　0.1 g×18 片

        用法：0.2 g/次　3 次/天

## 【参考答案】

### 一、选择题

(一) A 型题

1. A　2. B　3. D　4. E　5. C　6. D　7. C　8. D　9. C　10. E　11. D　12. B　13. D　14. A　15. D　16. D　17. C　18. A　19. A　20. B　21. A　22. B

(二) B 型题

23. A　24. E　25. D　26. A　27. C　28. C　29. A　30. B　31. D

(三) X 型题

32. BD　33. ABDE　34. ADE　35. CE　36. CD　37. BE　38. ABCD　39. ABCDE　40. ABCDE　41. ACDE

## 二、填空题

1. 耐酸,耐酶,抗菌谱广
2. 抑制细胞壁黏肽的合成及触发自溶酶,过敏反应
3. 一,三
4. 耳毒性,肾毒性,神经肌肉麻痹,过敏反应
5. 葡萄糖酸钙
6. 效价降低,诱发过敏
7. 克拉维酸,舒巴坦,加强不耐酶的β-内酰胺类抗生素的作用
8. 青霉素,四环素,青霉素+抗毒素,青霉素,红霉素

## 三、名词解释

1. 细菌首次接触氨基糖苷类抗生素时,能被迅速杀死的现象。
2. 某种广谱抗生素长期使用时,可使人体内的正常菌群发生变化,敏感菌被抑制,耐药菌乘机繁殖,造成新的感染,称为二重感染,又叫菌群交替症。
3. 早产儿及新生儿应用大剂量氯霉素时,可出现腹胀、呕吐、进行性苍白、发绀、微循环障碍、呼吸表浅等一系列症状,称为灰婴综合征。

## 四、简答题

1. 防治措施主要有:①详细询问患者的过敏史和用药史是可行的措施,对青霉素过敏者禁用;②第一次使用、用药间隔3天以上或更换不同批号药物,必须做皮肤过敏试验,反应阳性者禁用;应特别警惕个别患者皮试中也会发生过敏性休克;③备好急救药品(如肾上腺素)和抢救设备;④注射液需临用前新鲜配制;⑤每次用药完毕需观察30分钟;⑥一旦发生过敏性休克,立即皮下或肌内注射肾上腺素0.5~1.0 mg,必要时加入地塞米松等药,同时使用呼吸机等其他急救措施。

2. 药动学方面:脑膜炎时脑脊液中均可达有效浓度,与丙磺舒合用均可延长半衰期;部分半合成青霉素耐酸,口服吸收良好。抗菌作用:对革兰阳性菌均有效,半合成异噁唑类耐酸,对耐药金黄色葡萄球菌有效,氨苄西林等对革兰阴性杆菌有效,羧苄西林等对铜绿假单胞菌有效。不良反应:毒性低,均可产生过敏性反应,且有完全交叉过敏反应。

3. 第一代:抗菌范围与青霉素G相似,对革兰阳性菌作用强,对革兰阴性菌作用也有效,但对铜绿假单胞菌无效,对金葡菌产生的β-内酰胺酶较稳定,肾毒性大,主要用于耐青霉素金葡菌感染,也可用于某些敏感阴性杆菌的感染。常用的药物有头孢氨苄、头孢拉定等。第三代:抗菌谱扩大,对铜绿假单胞菌及部分厌氧菌有效,但对革兰阳性菌作用不如第一代,对β-内酰胺酶稳定性更高,几乎无肾毒性,主要用于耐药菌所致的尿路或胆道感染、铜绿假单胞菌感染及一些严重的肺炎、败血症或脑膜炎等,常用的药物有头孢哌酮、头孢他啶等。

4. 体内过程:口服难吸收,可用于胃肠道消毒。肌内注射吸收迅速而完全。主要分布于细胞外液,在肾皮质和内耳内、外淋巴液内有高浓度蓄积,且在内耳外淋巴液中浓度下降缓慢,因而易引起肾脏毒性和耳毒性。氨基糖苷类抗生素在体内主要以原形经肾小球滤过,经肾排泄。在肾功能衰竭患者应减小剂量或延长给药间隔时间。

过敏性反应,且有完全交叉过敏性反应。

抗菌谱:对各种需氧革兰阴性菌,包括大肠埃希菌、铜绿假单胞菌、变形杆菌属、克雷伯菌属、肠杆菌属、志贺菌属和枸橼酸杆菌属具有强大抗菌活性;对沙雷菌属、沙门菌属、产碱杆菌属、不动杆菌属和嗜血杆菌属也有一定抗菌作用;但对淋球奈瑟菌、脑膜炎奈瑟菌等革兰阴性球菌作用较差。某些氨基

糖苷类抗生素还对结核分枝杆菌有效,如链霉素、卡那霉素等。其抗菌作用在碱性条件下均增强。

抗菌机制:与细菌体内核糖体30S亚基结合,抑制细菌蛋白质合成多个环节。

临床应用:主要用于敏感需氧革兰阴性杆菌所致的全身感染。如脑膜炎、呼吸道感染、泌尿道感染、皮肤软组织感染、胃肠道感染、烧伤、创伤及骨关节感染等。治疗败血症、肺炎、脑膜炎等革兰阴性杆菌引起的严重感染,单独应用氨基糖苷类抗生素疗效欠佳,此时需联合应用其他抗革兰阴性杆菌的抗菌药,如广谱半合成青霉素、第三代头孢菌素及氟喹诺酮类等。链霉素、卡那霉素还分别是治疗结核病的一线药物和二线药物。

不良反应:耳毒性、肾毒性、神经肌肉阻滞、过敏反应等。

5. 红霉素抗菌谱与青霉素相似,对革兰阳性球菌包括耐药金黄色葡萄球菌、表皮葡萄球菌、各组链球菌和革兰阳性杆菌等均有较强的抗菌作用。对部分革兰阴性菌,如脑膜炎奈瑟菌、淋病奈瑟菌、流感杆菌、百日咳鲍特菌、布鲁斯菌、军团菌等高度敏感。红霉素对某些螺旋体、肺炎支原体和立克次体也有抗菌作用。

临床应用:是治疗肺炎支原体、肺炎衣原体等非典型病原体所致的呼吸系统、泌尿生殖系统感染,嗜肺军团菌病、白喉、百日咳的首选药。也常用于治疗耐青霉素的金黄色葡萄球菌的感染和对青霉素过敏患者的替代药物,红霉素还可用于治疗革兰阳性菌包括金黄色葡萄球菌、肺炎链球菌和其他链球菌属引起的各种感染,如扁桃体炎、肺炎、猩红热、丹毒和眼耳鼻喉科感染。

6. 四环素不良反应有:①胃肠道反应,如厌食、恶心、呕吐等。②二重感染,注意用药时间不要过长。③对骨及牙齿的发育有影响,故孕妇、乳母及7岁以下儿童禁用。④长期应用会引起肝、肾损害,需定期检查肝、肾功能。⑤可引起各种皮肤过敏反应如皮疹、药热。

五、处方分析

1. 本方合理。化脓性扁桃体炎常见的是革兰阳性球菌感染,首选青霉素。对乙酰氨基酚为常用解热镇痛药,用于解除高热、头痛症状。

2. 不合理。因前两者同属于氨基苷糖类抗生素,作用原理相同,同时应用可使耳蜗神经及肾脏毒性增加,引起听觉、前庭机能障碍及肾损害。

## 【难点解析】

一、选择题

8. 克拉维酸是β-内酰胺酶抑制剂,本身抗菌作用较弱,但可抑制β-内酰胺酶,减少β-内酰胺酶对阿莫西林的水解与破坏,因此克拉维酸与阿莫西林配伍应用的目的主要是对抗细菌对阿莫西林的耐药性,故正确答案为D。

18. 在治疗细菌感染性疾病时,除考虑要选用对病原菌敏感的抗菌药外,还应考虑到抗菌药体内过程,能否进入到感染部位以产生更好的抗菌作用。在答案选项中,只有红霉素在胆汁中浓度较高,宜选择治疗胆道感染,故正确答案为A。

36. 庆大霉素是氨基糖苷类抗生素,解离度大,口服难吸收,只作肌内或静脉滴注给药;可引起肾脏毒性;对皮肤、黏膜感染无效;与羧苄西林合用治疗铜绿假单胞菌感染,可取得协同作用。但庆大霉素不可与羧苄西林混合滴注,因为前者的氨基糖可与羧苄西林的β-内酰胺环连接而致庆大霉素失活,故正确答案为CD。

(刘 玮)

# 第二十八章 人工合成抗菌药

## 【学习重点】

喹诺酮类药物的作用、用途、不良反应及用药注意事项;磺胺类药物的药理作用、作用机制、耐药机制、临床用途、不良反应及防治;甲氧苄啶、甲硝唑抗菌特点。

## 【学习指导】

1. 重点掌握氟喹诺酮类药物的作用、用途、不良反应。
2. 掌握磺胺类药物的共性,如药理作用、作用机制、耐药机制、临床用途、不良反应及防治;熟悉常用磺胺药的临床用药特点。
3. 在理解基础上,掌握甲氧苄啶、甲硝唑抗菌作用、机制及应用,了解呋喃妥因、呋喃唑酮作用特点。

一、选择题

(一)A 型题

1. 氟喹诺酮类药物的抗菌作用机制是
   A. 抑制细菌二氢叶酸合成酶
   B. 抑制细菌二氢叶酸还原酶
   C. 抑制细菌转肽酶
   D. 抑制细菌 DNA 回旋酶
   E. 抑制细菌 RNA 聚合酶

2. 氟喹诺酮类药物不宜用于妊娠及哺乳期妇女的主要原因是
   A. 导致流产
   B. 妨碍乳汁分泌
   C. 影响生长激素分泌
   D. 损害关节
   E. 有致畸作用

3. 氟喹诺酮类药物最适用于
   A. 流脑
   B. 骨关节感染
   C. 泌尿系统感染
   D. 皮肤疖、痈等
   E. 病毒性流感

4. 血浆蛋白结合率低,易通过血脑屏障,首选治疗流脑的磺胺药是
   A. SIZ
   B. SMZ
   C. SD
   D. SML
   E. SMD

5. 在喹诺酮类药中,抗结核作用较强的是
   A. 诺氟沙星
   B. 氧氟沙星
   C. 培氟沙星
   D. 吡哌酸
   E. 氟罗沙星

6. 下列对磺胺药叙述错误项的是
   A. 抑制二氢叶酸合成酶
   B. 首剂加倍
   C. PABA 能对抗其作用
   D. 是较好的杀菌剂
   E. 与 TMP 合用可增加疗效

7. 有关 TMP 叙述错误的是

A. 单用易产生耐药性　　　　　　　　B. 常与 SMZ 制成复方制剂
C. 孕妇禁用　　　　　　　　　　　　D. 可抑制二氢叶酸合成酶
E. 抗菌谱类似磺胺药
8. 服用磺胺类药物时,同服碳酸氢钠的目的是
A. 增强磺胺类的作用　　　　　　　　B. 促进磺胺类的吸收
C. 延缓磺胺类的肾排泄　　　　　　　D. 增加磺胺类在尿中的溶解度
E. 促进磺胺药的肾排泄
9. 防治厌氧菌感染的首选药是
A. 甲氧苄啶　　　B. 甲硝唑　　　C. 呋喃唑酮　　　D. 呋喃妥因　　　E. 环丙沙星

(二) B 型题
(10～13 题共用备选答案)
A. 磺胺嘧啶　　　B. 磺胺米隆　　　C. 磺胺醋酰钠　　　D. 诺氟沙星　　　E. 环丙沙星
10. 第一个氟喹诺酮类药是
11. 创伤后感染的治疗药物是
12. 流行性脑脊髓膜炎的治疗药物是
13. 沙眼、结膜炎有效的药物是
(14～16 题共用备选答案)
A. 肠道感染　　　　　　　B. 皮肤感染　　　C. 泌尿道感染
D. 厌氧菌引起的口腔感染　　E. 胆道感染
14. 呋喃妥因可用于治疗
15. 呋喃唑酮可用于治疗
16. 甲硝唑可用于治疗

(三) X 型题
17. 氟喹诺酮类药物的特点包括
A. 口服受多价金属离子影响　　　　B. 与其他类抗菌药无交叉耐药性
C. 抗菌谱广　　　　　　　　　　　D. 可能损害软骨组织
E. 抑制 DNA 回旋酶
18. 细菌对磺胺类药物产生耐药性的机制是
A. 改变二氢叶酸合成酶结构　　　　B. 产生水解酶
C. 产生氧化酶　　　　　　　　　　D. 增加 PABA 的产生和利用
E. 改变代谢途径
19. 甲氧苄啶与磺胺甲噁唑合用的结果是
A. 作用时间延长　　　　　　B. 用药次数减少　　　C. 抗菌谱扩大
D. 抗菌活性增强　　　　　　E. 耐药菌株减少
20. 磺胺类药物的抗菌谱包括
A. 肺炎链球菌　　　　　　　B. 流感嗜血杆菌　　　C. 诺卡菌
D. 淋病奈瑟菌　　　　　　　E. 立克次体
21. 环丙沙星的抗菌谱包括
A. 大肠埃希菌　　　　　　　B. 耐甲氧西林金葡菌　　　C. 结核杆菌

D. 弯曲杆菌　　　　　　　　　　E. 流感嗜血杆菌

22. 磺胺药的主要不良反应有

A. 泌尿系统损害　　　　　B. 过敏反应　　　　　　C. 可致畸胎

D. 造血系统反应　　　　　E. 长期使用可致关节损伤

## 二、填空题

1. 磺胺药的基本化学结构与＿＿＿＿＿＿相似,能与其竞争＿＿＿＿＿＿,妨碍＿＿＿＿＿＿的合成,从而影响核酸生成,细菌生长受到抑制。

2. 在常用磺胺药中,＿＿＿＿＿＿较易引起泌尿道损害,故在使用此类磺胺药时应＿＿＿＿＿＿增加其溶解度,并＿＿＿＿＿＿。

3. TMP 单用易产生耐药性,如与磺胺药合用,则细菌的叶酸代谢受到＿＿＿＿＿＿,抗菌作用增强,故 TMP 又称＿＿＿＿＿＿。

4. 喹诺酮类药物能抑制细菌＿＿＿＿＿＿,从而阻碍细菌＿＿＿＿＿＿合成而导致细菌死亡。

5. 甲硝唑临床上主要用于治疗＿＿＿＿＿＿、＿＿＿＿＿＿、＿＿＿＿＿＿和＿＿＿＿＿＿。

## 三、简答题

1. 简述氟喹诺酮类药物抗菌作用与机制。

2. 磺胺类药物与 TMP 合用有何优点？

## 四、处方分析

某乡脑膜炎流行,药敏试验表明病原菌对磺胺嘧啶敏感,县医院派出一支医疗小组下乡开展防治工作,为了保证医疗小组成员身体健康,选用复方磺胺嘧啶(SD + TMP)作为预防用药。请问是否合理。

## 【参考答案】

### 一、选择题

(一) A 型题

1. D　2. D　3. C　4. C　5. B　6. D　7. D　8. D　9. B

(二) B 型题

10. D　11. B　12. A　13. C　14. C　15. A　16. D

(三) X 型题

17. ABCDE　18. ADE　19. DE　20. ABCD　21. ADE　22. ABDE

### 二、填空题

1. 对氨苯甲酸　二氢叶酸合成酶　二氢叶酸

2. SD　同服碳酸氢钠以碱化尿液　多饮水以降低尿中药物浓度

3. 双重阻断　磺胺增效剂

4. DNA 回旋酶　DNA

5. 厌氧菌感染　滴虫感染　阿米巴感染　贾第鞭毛虫感染

### 三、简答题

1. 第三代氟喹诺酮类药物属于广谱抗菌药,对大多数革兰阳性菌和革兰阴性菌有良好抗菌活性。20 世纪 90 年代后期研制的莫西沙星、吉米沙星、加替沙星等,除保留了原有氟喹诺酮类的抗菌活性外,进一步增强了对革兰阳性菌的作用,对结核分枝杆菌、嗜肺军团菌、支原体及衣原体的杀灭作用也进一步增强;特别是提高了对厌氧菌如脆弱类杆菌、梭杆菌属、链球菌属和厌氧芽孢梭菌属等的抗菌活性。

作用机制:①抗革兰阴性菌的重要靶点是 DNA 回旋酶。喹诺酮类药物通过抑制 DNA 回旋酶,阻碍细菌 DNA 复制而达到杀菌作用。②抗革兰阳性菌的重要靶点是拓扑异构酶Ⅳ,喹诺酮类药物通过抑制拓扑异构酶Ⅳ,干扰环连的子代 DNA 解环连,从而抑制细菌 DNA 复制达到抗菌作用。

2. 两种药合用的优点有:①两种药合用后对细菌叶酸的合成起双重阻断作用(SMZ 抑制二氢叶酸合成酶,而 TMP 抑制二氢叶酸还原酶),协同阻断细菌四氢叶酸合成,抗菌活性是两种药单独等量应用时的数倍至数十倍,甚至呈现杀菌作用;②合用后可减少耐药性的产生,对已耐药的菌株也有抑制作用;③TMP 毒性较小,两种药合用后可减少磺胺类药物和自身的用量,从而降低不良反应。

### 四、处方分析

合理。复方磺胺嘧啶(SD + TMP)可作为奈瑟球菌脑膜炎的预防用药。用药期间应多饮水,保持充分尿量,以防结晶尿的发生,必要时可服用碳酸氢钠等碱化尿液的药物。

## 【难点解析】

### 一、选择题

4. 治疗流脑的磺胺药应易通过血脑屏障,更好发挥局部抗菌作用。SD(磺胺嘧啶)血浆蛋白结合率低,游离型药物多,分子小,易通过血脑屏障,脑脊液浓度高(达血浆浓度的 50% ~ 80%),因此首选治疗流脑的磺胺药应是 SD,故正确答案为 C。

8. 服用磺胺类药物时,同服碳酸氢钠碱化尿液,目的是增加磺胺药及其代谢产物在肾脏的溶解度(因酸性尿液易析出结晶),减少结晶的形成,以避免对肾脏的损害,故正确答案为 D。

19. 甲氧苄啶与磺胺甲噁唑合用是为了提高抗菌活性,减少耐药菌株产生,因两者对叶酸代谢起双重阻断作用,且两者 $t_{1/2}$ 分别为 10 小时、11 小时,血药浓度时程相一致,但不能使作用时间延长、用药次数减少、抗菌谱扩大。故正确答案为 DE。

(刘 玮)

# 第二十九章 抗结核病药及抗麻风病药

## 【学习重点】

异烟肼、利福平的药理作用、临床用途、不良反应;乙胺丁醇、吡嗪酰胺、链霉素的作用特点。

## 【学习指导】

1. 以异烟肼、利福平为代表学习抗结核病药的药理作用、临床用途、不良反应及防治。
2. 比较乙胺丁醇、吡嗪酰胺、链霉素、对氨基水杨酸与异烟肼的异同,掌握其作用特点、用途、不良反应。
3. 在理解的基础上,掌握抗结核病药的应用原则。

一、选择题

(一) A 型题

1. 异烟肼的作用特点是
A. 结核杆菌不易产生抗药性　　B. 只对细胞外的结核杆菌有效　　C. 对大多数 G⁻ 菌有效
D. 对细胞内外的结核杆菌有效　　E. 对结核纤维化空洞无效

2. 异烟肼的抗菌机制是
A. 抑制 DNA 合成　　B. 抑制 RNA 合成　　C. 抑制分枝菌酸合成
D. 抑制蛋白质合成　　E. 抑制细胞壁合成

3. 各型结核病临床首选药是
A. 链霉素　　B. 乙胺丁醇　　C. 利福平　　D. 异烟肼　　E. 对氨基水杨酸

4. 抗结核杆菌作用弱、但有延缓细菌产生耐药性,常与其他抗结核菌药合用的是
A. 异烟肼　　B. 利福平　　C. 链霉素　　D. 乙胺丁醇　　E. 卡那霉素

5. 异烟肼引起的周围神经炎是因为
A. 维生素 C 缺乏　　B. 维生素 $B_1$ 缺乏　　C. 维生素 $B_2$ 缺乏
D. 维生素 $B_6$ 缺乏　　E. 维生素 A 缺乏

6. 兼有抗结核病和抗麻风病作用的药物是
A. 异烟肼　　B. 乙胺丁醇　　C. 氨苯砜　　D. 利福平　　E. 吡嗪酰胺

7. 当前最常用的抗麻风病药是
A. 苯丙砜　　B. 氨苯砜　　C. 醋胺苯砜　　D. 利福平　　E. 利福喷汀

8. 下列药物中,抗结核杆菌作用强,对干酪样病灶中结核杆菌有效的是
A. 对氨基水杨酸　　B. 链霉素　　C. 氧氟沙星
D. 异烟肼　　E. 吡嗪酰胺

## (二) B 型题

(9~12 题共用备选答案)

A. 异烟肼 　　B. 利福平 　　C. 乙胺丁醇 　　D. 链霉素 　　E. 对氨基水杨酸

9. 具有肝药酶诱导作用的抗结核病药是
10. 癫痫患者和精神病患者慎用的药物是
11. 第一个有效的抗结核病药是
12. 用药后尿液、粪便、泪液、痰液染成橘红色的药物是

## (三) X 型题

13. 抗结核药临床用药原则包括

A. 早期用药 　　B. 联合用药 　　C. 规律用药 　　D. 足量用药 　　E. 全程督导治疗

14. 有关利福平的叙述正确的是

A. 可用于金葡菌感染的治疗 　　B. 可用于麻风病的治疗 　　C. 主要从肾脏排泄
D. 可使尿液呈橘红色 　　E. 抑制细菌 RNA 多聚酶

15. 对肾脏有损伤作用的抗结核药是

A. 异烟肼 　　B. 利福平 　　C. 链霉素 　　D. 乙胺丁醇 　　E. 对氨基水杨酸

16. 一线抗结核药包括

A. 异烟肼 　　B. 利福平 　　C. 吡嗪酰胺 　　D. 乙胺丁醇 　　E. 氧氟沙星

17. 抗结核药联合用药的目的有

A. 提高疗效 　　B. 扩大抗菌范围 　　C. 减少用药剂量 　　D. 降低毒性 　　E. 延缓耐药性

18. 有关异烟肼说法正确的是

A. 抗结核杆菌作用强 　　B. 穿透力强 　　C. 单用易耐药
D. 无肝毒性 　　E. 抗菌机制是抑制分枝菌酸的合成

19. 具有肝毒性的抗结核病药有

A. 异烟肼 　　B. 链霉素 　　C. 利福平 　　D. 乙胺丁醇 　　E. 吡嗪酰胺

## 二、填空题

1. 异烟肼又名_____，具有_____、_____、_____、_____等优点。
2. 异烟肼在肝内乙酰化速度有明显的个体差异，其代谢分为_____和_____两种。
3. 利福平的抗菌作用机制为_____。
4. 乙胺丁醇最严重的毒性反应是_____。
5. PAS 与利福平合用可_____，两者不宜同时口服。

## 三、简答题

1. 一线和二线抗结核病药分类的依据是什么？各包括哪些药物？
2. 简述异烟肼的抗菌特点及临床应用。

## 四、处方分析

某患者，女，35 岁，诊断为浸润性肺结核。医师开出处方如下，请分析该处方是否合理，理由是什么？

Rp：
  异烟肼片 100 mg × 50
    用法：100 mg/次 3 次/天
  利福平片 0.3 mg × 100
    用法：0.6 mg 空腹顿服
  吡嗪酰胺片 250 mg × 100
    用法：500 mg/次 3 次/天

## 【参考答案】

### 一、选择题

(一) A 型题

1. D 2. C 3. D 4. D 5. D 6. D 7. B 8. D

(二) B 型题

9. B 10. A 11. D 12. B

(三) X 型题

13. ABCDE 14. ABDE 15. CE 16. ABCD 17. ACDE 18. ABCE 19. ACE

### 二、填空题

1. 雷米封,疗效高,毒性低,口服方便,价廉

2. 快代谢型,慢代谢型

3. 抑制细菌 RNA 多聚酶并阻碍 mRNA 合成

4. 球后视神经炎

5. 明显抑制后者的吸收

### 三、简答题

1. 抗结核病药根据临床疗效及作用特点,可分为两大类:一线抗结核药和二线抗结核药。一线药疗效高,不良反应少,患者较易接受。其中包括异烟肼、利福平、乙胺丁醇和吡嗪酰胺等,大多数结核病患者用一线药物可以治愈。二线药物通常抗菌作用较弱或毒性较大或临床验证不足,其中包括对氨基水杨酸、丙硫异烟胺、链霉素、氧氟沙星等,多用于对一线抗结核药产生耐药性或不能耐受时的备选药物。

2. 异烟肼对结核分枝杆菌具有高度选择性,抗菌力强,易进入细胞内,对快速繁殖、缓慢繁殖的结核菌均有杀菌作用,对静止期的结核菌有抑菌作用。单独用药易致耐药性,宜联合用药以增强疗效,延缓耐药性的产生。异烟肼是治疗各种类型结核病的首选药。除作为预防用药可单独使用外,对各种类型结核病的治疗均与第一线抗结核药联合应用。

### 四、处方分析

该处方基本合理。选用异烟肼,利福平,吡嗪酰胺三个一线药物联合使用可避免各药单用时易致耐药性产生的缺陷,若在服用方法上异烟肼采用每日量 1 次顿服并加服维生素 $B_6$ 效果会更好,可增强疗效,减少不良反应的发生。

(刘 玮)

# 第三十章 抗真菌药

## 【学习重点】

两性霉素 B、制霉菌素、克霉唑、特比萘芬、酮康唑、氟康唑等的药理作用、用途及不良反应。

## 【学习指导】

1. 在理解的基础上，掌握抗真菌药的分类。
2. 以两性霉素 B、制霉菌素、酮康唑为代表学习其作用与用途，并比较克霉唑、特比萘芬、氟康唑作用、用途的异同。

一、选择题

（一）A 型题

1. 下列药物中哪项为抗深部真菌感染的首选药

   A. 灰黄霉素　　　B. 两性霉素 B　　　C. 制霉菌素　　　D. 克霉唑　　　E. 特比萘芬

2. 真菌性脑膜炎宜选用

   A. 灰黄霉素　　　B. 氟康唑　　　C. 酮康唑　　　D. 克霉唑　　　E. 制霉菌素

3. 下列关于抗真菌药的叙述，错误的是

   A. 酮康唑为广谱抗真菌药　　　　　　　B. 克霉唑多局部用药
   C. 氟康唑对浅部真菌和深部真菌均有效　　D. 两性霉素 B 的不良反应少见
   E. 灰黄霉素对浅部真菌有效

4. 下列关于两性霉素 B 的叙述，错误的是

   A. 因口服和肌内注射吸收差，多静脉滴注给药　　B. 主要用于深部真菌感染
   C. 脑膜炎时需鞘内注射　　　　　　　　　　　　D. 无肾毒性和耳毒性
   E. 需静脉滴注给药

5. 李某，男，30 岁，双脚趾间痒，经常起水泡、脱皮多年，细菌学检查有癣菌，该患者不宜应用

   A. 酮康唑　　　B. 咪康唑　　　C. 两性霉素 B　　　D. 氟康唑　　　E. 氟胞嘧啶

6. 两性霉素 B 抗真菌的作用机制是

   A. 抑制细菌细胞壁的合成　　　　　B. 与胞浆膜的麦角固醇相结合影响其通透性
   C. 抑制菌体蛋白的合成　　　　　　D. 抑制菌体 DNA 的合成
   E. 抑制菌体 RNA 的合成

7. 主要用于阴道、胃肠道及口腔真菌感染的药物是

   A. 制霉菌素　　　B. 灰黄霉素　　　C. 两性霉素 B　　　D. 克霉唑　　　E. 氟胞嘧啶

## (二) B 型题

(8~10题共用备选答案)

A. 灰黄霉素　　B. 酮康唑　　C. 两性霉素B　　D. 克霉唑　　E. 特比萘芬

8. 第一个广谱口服抗真菌药物是
9. 烯丙胺类抗真菌药为
10. 用于深部真菌感染的药为

## (三) X 型题

11. 两性霉素B的特点有

　A. 口服易吸收　　B. 易通过血-脑脊液屏障,可治疗真菌性脑膜炎
　C. 首选治疗深部真菌感染　　D. 对细菌无效　　E. 毒性较大

12. 易通过血-脑脊液屏障进入脑脊液的抗真菌药是

　A. 氟胞嘧啶　　B. 酮康唑　　C. 克霉唑　　D. 两性霉素B　　E. 氟康唑

13. 对浅表和深部真菌都有较好疗效的药物是

　A. 酮康唑　　B. 灰黄霉素　　C. 两性霉素B　　D. 制霉菌素　　E. 伊曲康唑

14. 毒性较大,不作注射应用的药物是

　A. 灰黄霉素　　B. 两性霉素B　　C. 制霉菌素　　D. 克霉唑　　E. 碘苷

15. 对浅表真菌感染有效的抗真菌药物是

　A. 制霉菌素　　B. 灰黄霉素　　C. 两性霉素B　　D. 伊曲康唑　　E. 酮康唑

16. 口服后药物在皮肤、毛发及指甲等处含量较高的抗真菌药物有

　A. 两性霉素B　　B. 制霉菌素　　C. 水杨酸　　D. 灰黄霉素　　E. 特比萘芬

## 二、填空题

1. 两性霉素B能选择性与真菌胞浆膜的_____相结合,增加膜的_____,导致细胞内的重要物质外漏而抗菌。
2. 制霉菌素局部用药治疗_____,口服也用于_____。
3. 咪康唑静脉给药用于治疗_____,局部用于治疗_____。
4. 克霉唑的不良反应较多,目前仅局部用于治疗_____。

## 三、简答题

1. 抗真菌药如何分类的? 每类代表药物有哪些?
2. 试比较酮康唑、氟康唑、伊曲康唑三药的作用特点与临床应用。

## 四、处方分析

刘某,男,38岁,患新型隐球菌性脑膜炎,医师为患者开如下处方,请分析是否合理?

Rp：

　　　两性霉素B注射粉　50 mg
　　　　5% G·S　500 mL　　　静脉滴注
　　　氟胞嘧啶片　500 mg×20
　　　　用法：1.0g/次　4次/天

## 【参考答案】

**一、选择题**

（一）A 型题

1．B  2．B  3．D  4．D  5．C  6．B  7．A

（二）B 型题

8．B  9．E  10．C

（三）X 型题

11．CDE  12．AE  13．ACE  14．CDE  15．ABDE  16．DE

**二、填空题**

1．麦角固醇，通透性

2．皮肤、口腔及阴道念珠菌感染，胃肠道真菌感染

3．多种深部真菌病，皮肤黏膜真菌感染

4．皮肤黏膜的真菌病

**三、简答题**

1．根据真菌感染部位的不同，分为深部真菌感染和浅部真菌感染，其治疗药物相应分为三类：抗深部真菌药，包括两性霉素 B、氟胞嘧啶、制霉菌素等；抗浅部真菌药包括灰黄霉素、特比萘芬、克霉唑等；抗全身性真菌药，包括酮康唑、氟康唑、伊曲康唑等。

2．共同点：均为全身性抗真菌药，可用于深部和浅部真菌感染。

不同点：酮康唑——不易透过血-脑脊液屏障，可用于经灰黄霉素治疗无效或对灰黄霉素呈现过敏及难以耐受的患者，顽固性有皮损的体癣、股癣和足癣等，毒性较大；氟康唑——可透过血-脑脊液屏障，体内抗菌活性比酮康唑强 10～20 倍，主要用于敏感真菌引起的脑膜炎及艾滋病患者口腔、消化道念珠菌病，毒性较小；伊曲康唑——主要用于治疗口、咽、食道或阴道念珠菌病和指（趾）甲部癣症，毒性较小。

**四、处方分析**

合理。两药单用易产生耐药性，两药合用可增强疗效，减少药物剂量，减少不良反应，延缓耐药性产生。

（刘 玮）

# 第三十一章 抗病毒药

## 【学习重点】

利巴韦林、金刚烷胺、阿昔洛韦、干扰素、齐多夫定的作用、用途及不良反应。

## 【学习指导】

1. 在理解的基础上,掌握抗病毒药的分类。
2. 以利巴韦林、金刚烷胺、阿昔洛韦为代表学习其作用与用途,并比较其与碘苷、干扰素、齐多夫定作用、用途的异同。

### 一、选择题

**(一) A 型题**

1. 对甲型流感病毒有特异性抑制作用的药物是
   A. 拉米夫定　　B. 金刚烷胺　　C. 阿昔洛韦　　D. 阿糖腺苷　　E. 干扰素
2. 单纯疱疹病毒感染可首选
   A. 拉米夫定　　B. 金刚烷胺　　C. 阿昔洛韦　　D. 齐多夫定　　E. 干扰素
3. 下列有关利巴韦林的说法,错误的是
   A. 又名病毒唑　　　　　　B. 为广谱抗病毒药　　　　C. 对流感病毒有效
   D. 对病毒性肝炎无效　　　E. 对疱疹病毒有效
4. 治疗艾滋病可选择
   A. 干扰素　　　B. 齐多夫定　　C. 聚肌胞　　D. 利巴韦林　　E. 阿昔洛韦
5. 具有抗病毒、抗肿瘤以及调节免疫作用的药物是
   A. 阿糖腺苷　　B. 干扰素　　C. 齐多夫定　　D. 金刚烷胺　　E. 碘苷
6. 对阿昔洛韦的正确叙述是
   A. 抗病毒谱广　　　　　　B. 对 RNA 病毒无效　　　　C. 对 DNA 病毒无效
   D. 可用于流感　　　　　　E. 抗病毒谱窄

**(二) B 型题**

(7~9 题共用备选答案)
   A. 齐多夫定　　B. 阿昔洛韦　　C. 酮康唑　　D. 金刚烷胺　　E. 利巴韦林
7. 治疗 AIDS 的首选药是
8. 兼有抗帕金森病作用的抗病毒药是
9. 有效的抗Ⅰ型和Ⅱ型流感病毒药物是

## 第三十一章 抗病毒药

（三）X 型题

10. 对流行性感冒病毒感染的治疗可选用
    A. 利巴韦林    B. 金刚烷胺    C. α-干扰素    D. 齐多夫定    E. 碘苷
11. 下列属于抗病毒药的是
    A. 利巴韦林    B. 金刚烷胺    C. 更昔洛韦    D. 干扰素    E. 齐多夫定
12. 可用于抗人类免疫缺陷病毒的药物是
    A. 拉米夫定    B. 奈韦拉平    C. 金刚烷胺    D. 地拉韦定    E. 齐多夫定
13. 常用于抗慢性肝炎病毒的药物有
    A. 拉米夫定    B. 金刚烷胺    C. α-干扰素    D. 阿昔洛韦    E. 阿德福韦酯

## 二、填空题

1. 病毒唑是一个广谱抗病毒药，既抗_____病毒，也抗_____病毒。
2. 阿昔洛韦对_____有选择性抑制作用，而对_____作用小。
3. 碘苷在细胞培养的实验中能抑制_____，抑制_____病毒生长，但对_____病毒无效。

## 三、简答题

1. 常用抗病毒药可分为哪几类？各举一例代表药。
2. 简述干扰素的药理作用及临床用途。

## 四、处方分析

医师给一位病毒性感冒的患者开写了下列处方，请分析处方是否合理？为什么？

Rp:
    利巴韦林片　0.2 g×24
        用法：0.2 g/次　3次/天
    阿莫西林胶囊　0.3 g×18
        用法：0.6 g/次　3次/天

## 【参考答案】

一、选择题

（一）A 型题
1. B  2. C  3. D  4. B  5. B  6. A

（二）B 型题
7. A  8. D  9. E

（三）X 型题
10. ABC  11. ABCDE  12. ABDE  13. ACDE

## 二、填空题

1. DNA，RNA
2. 病毒 DNA 聚合酶，细胞的 DNA 聚合酶
3. DNA 复制，DNA，RNA

## 三、简答题

1. 可分为四类：抗呼吸道病毒药，如利巴韦林；抗疱疹病毒药，如阿昔洛韦；抗肝炎病毒药，如 α-干扰素；抗人类免疫缺陷病毒药，如拉米夫定。

2. 干扰素为广谱抗病毒药，还具有免疫调节、抗肿瘤等作用。小剂量对细胞及体液免疫都有作用，大剂量则产生抑制作用。临床用于治疗各型慢性病毒性肝炎，亦可用于急性病毒感染性疾病，如流感及其他上呼吸道感染、病毒性心肌炎、流行性腮腺炎等。

## 四、处方分析

不合理。一般病毒性感冒如果没有继发感染，只应用抗病毒药治疗即可，不需要使用抗菌药阿莫西林。否则，滥用抗菌药，除增加耐药性的产生外，还浪费药物资源，增加患者经济负担。

（刘 玮）

# 第三十二章　抗菌药的合理应用

## 【学习重点】

掌握抗菌药物合理应用原则。

## 【学习指导】

1. 复习相关抗菌药物基础知识,理解特殊人群抗菌药的应用。
2. 复习相关抗菌药物基础知识,理解抗菌药物临床应用的基本原则。
3. 在理解的基础上,熟悉抗菌药物联合应用的目的和适应证。

一、选择题

(一) A 型题

1. 妊娠及哺乳期妇女可选用的抗菌药是
   A. 磺胺类药　　　B. 四环素类药　　　C. 氯霉素　　　D. 青霉素　　　E. 异烟肼
2. 关于抗菌药的使用,下列哪项说法是错误的
   A. 早产儿、新生儿应禁用氯霉素
   B. 慢性肝炎、肝硬化患者禁用林可霉素
   C. 肝功能不全患者应选用红霉素或利福平抗感染
   D. 肾功能不全时应避免选用氨基糖苷类药物
   E. 妊娠期妇女禁用甲硝唑
3. 下列不宜用作皮肤黏膜局部用药的抗生素是
   A. 新霉素　　　B. 青霉素　　　C. 磺胺醋酰钠　　　D. 杆菌肽　　　E. 氧氟沙星
4. 门诊患者抗菌药物处方比例不超过
   A. 20%　　　B. 30%　　　C. 40%　　　D. 50%　　　E. 60%
5. 联合使用抗菌药的指征不包括
   A. 单一抗菌药不能控制的混合感染　　　B. 需要较长时间用药,细菌容易产生耐药性者
   C. 合并病毒感染者　　　D. 联合用药以减轻毒性较大的抗菌药的用量
   E. 发挥协同抗菌作用以提高疗效
6. 下列选项中,除了(　　)外均易产生肾脏毒性
   A. 氨基糖苷类　　　B. 头孢唑林　　　C. 利福平　　　D. 两性霉素 B
   E. 第一代头孢菌素

(二) B 型题

(7~10 题共用备选答案)

A. 磺胺嘧啶      B. 苄星青霉素      C. 红霉素
D. SMZ – TMP      E. 甲硝唑加庆大霉素

7. 风湿热复发的预防
8. 流行性脑脊髓膜炎的预防
9. 复发性泌尿系统感染的预防
10. 结肠术后多种需氧与厌氧菌感染的预防

(三) X 型题

11. 下列属于抗菌药联合使用适应证的是
A. 未明病原菌的严重感染      B. 单一抗菌药不能有效控制的混合感染
C. 单一抗菌药不能有效控制的严重感染      D. 长期用药易产生耐药性者
E. 以上均不正确

12. 医师出现何种情形时,医疗机构应取消其处方权
A. 抗菌药物考核不及格的
B. 限制处方权后,仍出现超正常处方且无正当理由的
C. 未按照规定开具抗菌药物处方,且造成严重后果的
D. 未按照规定使用抗菌药物,并造成严重后果的
E. 开具抗菌药物处方,牟取不正当利益的

13. 抗菌药物的不合理应用表现在诸多方面
A. 无指征的预防用药      B. 无指征的治疗用药
C. 抗菌药物品种、剂量的选择错误      D. 给药途径、给药次数不合理
E. 疗程不合理

14. 抗菌药物的分级管理是指
A. 非限制使用    B. 限制使用    C. 特殊使用    D. 随意使用    E. 经验使用

15. 抗菌药物治疗方案应综合患者病情、病原菌种类及抗菌药物特点制订,包括
A. 选用品种      B. 剂量      C. 给药次数
D. 给药途径、疗程      E. 联合用药

二、填空题

1. 局部用药应采用_____、_____、_____和不易产生过敏反应的杀菌剂,_____、_____等易产生过敏反应的杀菌剂不宜局部用药。

2. 抗菌药物临床应用是否正确合理,基于两个方面:有无_____应用抗菌药物;选用的_____及_____是否正确、合理。

3. 轻症感染可接受口服给药者,应选用口服吸收完全的抗菌药物,不必采用_____或_____注射给药。

4. 抗菌药物疗程因感染不同而异,一般宜用至体温_____、症状消退后_____小时,特殊情况,妥善处理。

三、简答题

1. 抗菌药物临床应用的基本原则有哪些?

2. 简述抗菌药联合应用的目的与适应证。

四、处方分析

某患者,男,25岁。因患急性上呼吸道感染,医师开出处方如下。请分析该处方是否合理,理由是什么?

Rp:

  阿莫西林胶囊　0.25 g × 48

    用法:　0.5 g/次　4次/天

  罗红霉素片　0.15 g × 12

    用法:　0.15 g/次　2次/天

## 【参考答案】

一、选择题

(一) A 型题

1. D　2. C　3. B　4. A　5. C　6. C

(二) B 型题

7. B　8. A　9. D　10. E

(三) X 型题

11. ABCD　12. ABCDE　13. ABCDE　14. ABC　15. ABCDE

二、填空题

1. 刺激性小,不易吸收,不易耐药,青霉素,头孢菌素

2. 指征,品种,给药方案

3. 肌内,静脉

4. 正常,72~96

三、简答题

1. 抗菌药临床应用基本原则有:①重视和加强病原学检查;②注意特殊人群用药;③根据抗菌药物特性选药;④严格掌握抗菌药预防应用的适应证;⑤制订合理用药方案;⑥尽量避免皮肤黏膜等局部用药;⑦避免菌群失调的发生;⑧积极采取综合治疗措施。

2. 联合用药的目的:发挥协同抗菌作用;延缓或减少耐药性的产生;扩大抗菌谱。

联合用药的适应证:未明病原菌的严重感染;单一抗菌药不能有效控制的混合感染;单一抗菌药不能有效控制的严重感染;长期用药易产生耐药性者。

四、处方分析

该处方不合理。因为阿莫西林属杀菌剂,需在细菌繁殖期发挥杀菌作用,而罗红霉素属抑菌药物。两者联用因抑菌剂可抑制细菌生长,使细菌处于静态,从而使杀菌剂的杀菌作用受到影响。

(戴淑娟)

# 第三十三章 抗寄生虫药

## 【学习重点】

氯喹、甲硝唑、青蒿素、伯氨喹、乙胺嘧啶、吡喹酮、阿苯达唑的作用、作用机制、用途和不良反应。

## 【学习指导】

1. 理解抗寄生虫药的分类。
2. 复习相关基础知识,理解疟原虫的生活史及抗疟药的作用环节。
3. 以氯喹为代表学习抗疟药的作用、用途和不良反应,比较氯喹、伯氨喹和乙胺嘧啶的不同。
4. 以甲硝唑为代表学习抗阿米巴原虫药的作用,着重掌握甲硝唑的用途及不良反应。

## 一、选择题

### (一) A 型题

1. 有关氯喹抗疟作用的叙述不正确的是
   A. 作用强　　　　　　B. 红细胞中药物浓度高　　　　C. 是控制症状的常用药
   D. 直接杀灭配子体　　E. 可用于控制
2. 治疗血吸虫病的首选药是
   A. 氯硝柳胺　　B. 甲硝唑　　C. 吡喹酮　　D. 喹诺酮　　E. 阿苯达唑
3. 青蒿素的主要缺点是
   A. 复发率高　　　　　　B. 不易通过血-脑脊液屏障　　C. 疗效低
   D. 易产生耐药性　　　　E. 不良反应严重
4. 有关伯氨喹的叙述,错误的是
   A. G-6-PD 缺乏患者禁用　　B. 主要用于控制传播和复发
   C. 对红内期疟原虫作用强　　D. 可杀灭配子体
   E. 与氯喹合用可控制症状发作
5. 对各型阿米巴病都有效的药物是
   A. 二氯尼特　　B. 依米丁　　C. 氯喹　　D. 甲硝唑　　E. 伯氨喹
6. 有关甲硝唑的作用错误的是
   A. 抗阿米巴原虫　B. 抗绦虫　　C. 抗滴虫　　D. 抗厌氧菌　　E. 抗贾第鞭毛虫
7. 控制和根治急性阿米巴痢疾,应使用的药物是
   A. 甲硝唑+喹碘方　　　　B. 氯喹+甲硝唑　　　　C. 氯喹+土霉素
   D. 氯喹+喹碘方　　　　　E. 伯氨喹+喹碘方
8. 用伯氨喹后引起急性溶血性贫血是因为患者缺乏

A. 葡萄糖-6-磷酸脱氢酶　　　　　B. 二氢叶酸代谢酶　　　C. 肝药酶
D. 叶酸　　　　　　　　　　　　E. 二氢叶酸还原酶

9. 下列药物中既可驱肠虫又可调节免疫的是
A. 阿苯达唑　　B. 左旋咪唑　　C. 噻嘧啶　　D. 甲苯达唑　　E. 甲硝唑

10. 乙胺嗪主要用于治疗下列哪种寄生虫感染
A. 绦虫　　　　B. 鞭虫　　　　C. 血吸虫　　D. 丝虫　　　　E. 滴虫

(二) B 型题

(11~15 题共用备选答案)
A. 氯喹　　　　B. 伯氨喹　　　C. 奎宁　　　D. 青蒿素　　　E. 乙胺嘧啶

11. 可出现高铁血红蛋白血症或急性溶血性贫血的是
12. 与磺胺类药产生协同作用的是
13. 不易彻底杀灭疟原虫，复发率高的是
14. 可出现金鸡纳反应的是
15. 大剂量可抑制免疫的是

(16~17 题共用备选答案)
A. 吡喹酮　　　B. 乙胺嗪　　　C. 哌嗪　　　D. 甲苯达唑

16. 为广谱抗肠蠕动药
17. 用于治疗血吸虫病的药物是

(三) X 型题

18. 主要用于控制疟疾症状的药物有
A. 乙胺嘧啶　　B. 氯喹　　　　C. 青蒿素　　D. 伯氨喹　　　E. 奎宁

19. 治疗严重脑型疟可用
A. 氯喹　　　　B. 伯氨喹　　　C. 乙胺嘧啶　　D. 青蒿素　　　E. 奎宁

20. 吡喹酮对下列哪些寄生虫病有效
A. 姜片虫　　　B. 蛔虫　　　　C. 绦虫　　　D. 囊虫　　　　E. 血吸虫

21. 甲硝唑的作用有
A. 抗阿米巴原虫　B. 抗厌氧菌　　C. 抗丝虫　　D. 抗阴道滴虫　　E. 抗贾第鞭毛虫

22. 左旋咪唑的作用有
A. 抗肠虫　　　B. 调节免疫　　C. 抗滴虫　　D. 抗丝虫　　　E. 抗血吸虫

23. 钩虫、蛔虫混合感染可选用
A. 左旋咪唑　　B. 甲苯达唑　　C. 噻嘧啶　　D. 哌嗪　　　　E. 阿苯哒唑

二、填空题

1. 甲硝唑又称＿＿＿＿＿，其不良反应包括＿＿＿＿＿、＿＿＿＿＿、＿＿＿＿＿和＿＿＿＿＿。
2. 抗疟药分为＿＿＿＿＿、＿＿＿＿＿和＿＿＿＿＿三类。

三、简答题

1. 氯喹的体内分布有何特点？其临床用途有哪些？

2. 甲硝唑的作用和用途有哪些？
3. 吡喹酮有哪些用途？

四、处方分析

某肝硬化的成年患者被诊断为蛔虫、钩虫混合感染,医师处方如下。请分析该处方是否合理,为什么？
Rp:

  阿苯达唑片 0.2 g×2
    用法：顿服
  甲苯达唑片 100 mg×12
    用法：2片/天 连服3天

## 【参考答案】

一、选择题

(一) A 型题
1. D 2. C 3. A 4. C 5. D 6. B 7. A 8. A 9. B 10. D
(二) B 型题
11. B 12. E 13. D 14. C 15. A 16. D 17. A
(三) X 型题
18. BCE 19. DE 20. ACDE 21. ABDE 22. ABD 23. ABCE

二、填空题
1. 灭滴灵,胃肠道反应,神经系统反应,影响乙醇代谢,致癌致畸
2. 主要控制症状,控制复发及传播,疟疾病因性预防

三、简答题
1. 氯喹吸收后分布广泛,肝、脾、肾、肺、脑等组织内的药物浓度高。红细胞内的药物浓度为血浆药物浓度的10～20倍,受感染的红细胞内药物浓度又比正常红细胞高出25倍。这种分布特点有利于药物杀灭红细胞内疟原虫。

其用途有：①控制间日疟、三日疟、敏感恶性疟的临床症状,其疗效高、起效快、作用持久,可作为首选药；②可用于治疗甲硝唑无效或有使用禁忌的阿米巴肝脓肿；③大剂量氯喹可用于治疗类风湿性关节炎等自身免疫性疾病。

2. 甲硝唑的作用和用途有：①甲硝唑的抗阿米巴作用,可用于治疗急、慢性阿米巴痢疾和肠外阿米巴病；②甲硝唑的抗滴虫作用,可用于治疗阴道滴虫病；③甲硝唑的抗厌氧菌作用,可用于防治口腔、盆腔、腹腔等部位的厌氧菌感染；④可用于治疗贾第鞭毛虫感染。

3. 吡喹酮的用途有：①治疗急、慢性血吸虫病；②治疗华支睾吸虫病、卫氏并殖吸虫病、姜片吸虫病等；③治疗绦虫病；④治疗脑型和皮下肌肉型囊虫病。

四、处方分析
此处方不合理。阿苯达唑对蛔虫、蛲虫、钩虫等均有较强驱杀作用,临床用于治疗蛔虫、钩虫、蛲虫、鞭虫单独及混合感染。甲苯达唑对蛔虫、蛲虫、钩虫感染也有较好疗效。两种药均对蛔虫、钩虫混合感染有良效,选择其一即可,不必同时使用。但需注意,严重肝硬化患者慎用阿苯哒唑。

(戴淑娟)

# 第三十四章 抗恶性肿瘤药

## 【学习重点】

环磷酰胺、氟尿嘧啶、放线菌素 D、长春新碱、白消安、甲氨蝶呤、阿糖胞苷、丝裂霉素、顺铂的作用、作用机制、用途和不良反应。

## 【学习指导】

1. 在肿瘤细胞增殖周期基础上,理解肿瘤细胞群分为增殖和非增殖细胞群。
2. 根据肿瘤细胞增殖动力学,理解抗肿瘤药的基本作用、分类及不良反应。
3. 以环磷酰胺为代表学习抗肿瘤药的作用、用途和不良反应,比较其与氟尿嘧啶、放线菌素 D、长春新碱的作用差异。

一、选择题

(一) A 型题

1. 下列抗恶性肿瘤药中主要作用于 S 期的是
   A. 丝裂霉素　　　B. 甲氨蝶呤　　　C. 环磷酰胺　　　D. 塞替派　　　E. 紫杉醇
2. 下列抗恶性肿瘤药中主要作用于 M 期的是
   A. 氟尿嘧啶　　　B. 巯嘌呤　　　C. 长春新碱　　　D. 环磷酰胺　　　E. 丝裂霉素
3. 下列属于周期非特异性的抗恶性肿瘤药是
   A. 氟尿嘧啶　　　B. 甲氨蝶呤　　　C. 巯嘌呤　　　D. 噻替哌　　　E. 阿糖胞苷
4. 甲氨蝶呤的作用机制是
   A. 直接阻止 DNA 复制　　　B. 竞争二氢叶酸合成酶　　　C. 抑制二氢叶酸还原酶
   D. 抑制核苷酸还原酶　　　E. 影响蛋白质合成
5. 根据细胞增殖动力学,肿瘤复发的根源是
   A. M 期细胞　　　B. S 期细胞　　　C. $G_2$ 期细胞　　　D. $G_0$ 细胞　　　E. $G_1$ 细胞
6. 抗恶性肿瘤药物最严重的不良反应是
   A. 过敏反应　　　B. 消化道反应　　　C. 骨髓抑制　　　D. 听力减退　　　E. 脱发
7. 环磷酰胺对下列哪种恶性肿瘤疗效最佳
   A. 恶性淋巴瘤　　　B. 乳腺癌　　　C. 黑色素瘤　　　D. 宫颈癌　　　E. 消化道癌
8. 通过抑制 DNA 多聚酶而产生抗癌作用的药物是
   A. 环磷酰胺　　　B. 氟尿嘧啶　　　C. 阿糖胞苷　　　D. 甲氨蝶呤　　　E. 巯嘌呤
9. 体外无药理活性需通过肝脏转化后才有活性的烷化剂是
   A. 环磷酰胺　　　B. 白消安　　　C. 噻替哌　　　D. 洛莫司汀　　　E. 巯嘌呤

10. 慢性粒细胞白血病通常选用的化疗药物是
   A. 噻替哌　　　　　B. 博来霉素　　　　C. 长春碱　　　　　D. 白消安　　　　　E. 巯嘌呤
11. 氟尿嘧啶的主要不良反应是
   A. 血尿　　　　　　B. 过敏反应　　　　C. 神经毒性　　　　D. 胃肠道反应　　　E. 肝脏损害
12. 抑制叶酸合成代谢的药物是
   A. 顺铂　　　　　　B. 阿糖胞苷　　　　C. 甲氨蝶呤　　　　D. 环磷酰胺　　　　E. 巯嘌呤
13. 既有抗病毒作用又有抗肿瘤作用的免疫调节剂是
   A. 硫唑嘌呤　　　　B. 环磷酰胺　　　　C. 干扰素　　　　　D. 更昔洛韦　　　　E. 二脱氧肌苷
14. 较易引起外周神经炎的抗癌药是
   A. 甲氨蝶呤　　　　B. 氟尿嘧啶　　　　C. 巯嘌呤　　　　　D. 长春新碱　　　　E. L-门冬酰胺酶
15. 阻止微管解聚的抗癌药是
   A. 氟尿嘧啶　　　　B. 环磷酰胺　　　　C. 巯嘌呤　　　　　D. 甲氨蝶呤　　　　E. 紫杉醇
16. 环磷酰胺的不良反应不包括
   A. 骨髓抑制　　　　B. 血尿、蛋白尿　　C. 血压升高　　　　D. 恶心、呕吐　　　E. 脱发
17. 以下不属于抗代谢抗肿瘤的药是
   A. 阿糖胞苷　　　　B. 氟尿嘧啶　　　　C. 巯嘌呤　　　　　D. 甲氨蝶呤　　　　E. 环磷酰胺
18. 主要作用于 M 期，抑制细胞有丝分裂的药物是
   A. 放线菌素 D　　　B. 阿霉素　　　　　C. 拓扑特肯　　　　D. 依托泊苷　　　　E. 长春碱
19. 甲氨蝶呤主要用于
   A. 消化道肿瘤　　　　　　　　　　　B. 儿童急性白血病　　　C. 慢性粒细胞性白血病
   D. 恶性淋巴瘤　　　　　　　　　　　E. 肺癌
20. 主要不良反应是心脏毒性的抗肿瘤药物是
   A. 氟尿嘧啶　　　　B. 甲氨蝶呤　　　　C. 白消安　　　　　D. 氮芥　　　　　　E. 多柔比星
21. 主要作用于 S 期的抗肿瘤药物是
   A. 抗肿瘤抗生素　　B. 烷化剂　　　　　C. 抗代谢药　　　　D. 长春碱类　　　　E. 铂类化合物

(二) B 型题

(22～26 题共用备选答案)
   A. 顺铂　　　　　　B. 阿霉素　　　　　C. 环磷酰胺　　　　D. 氟尿嘧啶　　　　E. 博来霉素
22. 可引起血性腹泻的是
23. 使用时尤应注意心脏毒性的是
24. 可引起肺纤维化的是
25. 可引起血性膀胱炎的是
26. 肾毒性较明显的是

(27～31 题共用备选答案)
   A. 环磷酰胺　　　　B. 博来霉素　　　　C. 氟尿嘧啶　　　　D. 放线菌素 D　　　E. 巯嘌呤
27. 对恶性淋巴瘤有显效的是
28. 对儿童急性淋巴性白血病有较好疗效的是
29. 对阴茎鳞状上皮癌有较好疗效的是
30. 对胃癌有较好疗效的是

31. 对绒毛膜上皮癌疗效明显的是

(三) X 型题

32. 抗恶性肿瘤药物按其作用机制可分为以下几类
A. 干扰核酸生物合成的药物
B. 破坏脱氧核糖核酸结构和功能,从而阻止其复制的药物
C. 嵌入脱氧核糖核酸中干扰转录过程阻止 RNA 合成的药物
D. 影响蛋白质合成的药物
E. 影响体内激素水平而发挥抗癌作用的药物

33. 肿瘤细胞增殖周期可分为以下几期:
A. 静止期($G_0$ 期)　　　　　　　　B. 脱氧核糖核酸合成期(S 期)
C. 合成前期($G_1$ 期)　　　　　　　D. 有丝分裂前期($G_2$ 期)
E. 分裂期(M 期)

34. 以下药物中,属于周期特异性抗恶性肿瘤药物的是
A. 甲氨蝶呤　　B. 5-氟尿嘧啶　　C. 长春新碱　　D. 秋水仙碱　　E. 鬼臼毒素

35. 干扰核酸合成的药物是
A. 甲氨蝶呤　　B. 甲氧苄啶　　C. 紫杉醇　　D. 阿糖胞苷　　E. 长春新碱

36. 周期特异性抗肿瘤药物是
A. 阿糖胞苷　　B. 长春碱　　C. 柔红霉素　　D. 羟基脲　　E. 博来霉素

37. 周期非特异性抗肿瘤药物是
A. 巯嘌呤　　B. 烷化剂　　C. 丝裂霉素　　D. 放线菌素 D　　E. 甲氨蝶呤

38. 影响蛋白质合成的抗肿瘤药有
A. 顺铂　　B. 阿霉素　　C. 长春碱类　　D. 紫杉醇　　E. L-门冬酰胺酶

39. 丝裂霉素的临床应用是
A. 肺癌　　B. 乳腺癌　　C. 宫颈癌　　D. 头颈部肿瘤　　E. 胃癌

40. 环磷酰胺的不良反应是
A. 骨髓抑制　　B. 胃肠道反应　　C. 血尿　　D. 脱发　　E. 肝功能损害

41. 环磷酰胺的临床应用是
A. 乳腺癌　　　　　　B. 卵巢癌　　　　　　C. 急性淋巴细胞性白血病
D. 多发性骨髓瘤　　　E. 恶性淋巴瘤

42. 抗肿瘤药物作用机制可能是
A. 抑制核酸生物合成　　　　　　B. 直接破坏 DNA 结构与功能
C. 干扰转录过程,阻止 RNA 合成　D. 影响蛋白质合成与功能
E. 影响激素平衡

43. 抑制肿瘤细胞有丝分裂的药物有
A. 放线菌素 D　　B. 长春新碱　　C. 长春碱　　D. 紫杉醇　　E. 门冬酰胺酶

44. 治疗急性淋巴细胞白血病有效的药物包括
A. 甲氨蝶呤　　B. 肾上腺皮质激素　　C. 柔红霉素　　D. 长春新碱　　E. 环磷酰胺

45. 干扰肿瘤细胞 RNA 合成的药物有
A. 长春新碱　　B. 放线菌素　　C. 米托蒽醌　　D. 多柔比星　　E. 柔红霉素

## 二、填空题

抗肿瘤药的不良反应有＿＿＿＿＿＿＿＿、＿＿＿＿＿＿＿＿、＿＿＿＿＿＿＿＿、
＿＿＿＿＿＿＿＿和＿＿＿＿＿＿＿＿。

## 三、简答题

1. 作用于 S 期和 M 期的抗肿瘤药物分别有哪些？举例说明。
2. 抗恶性肿瘤药按作用机制分为哪几类？请举例说明。
3. 试述抗恶性肿瘤药常见的不良反应有哪些。

## 四、处方分析

某成年女性患者，体重 50 kg，被诊断为绒癌Ⅲ$_A$期，医师处方如下，请分析用药是否合理，为什么？

Rp：

| | | |
|---|---|---|
| 氟尿嘧啶 | 250 mg × 5 支 | |
| 0.5%葡萄糖注射液 | 500 mL × 2 | 缓慢静脉滴注，1 次/天，连用 5 天 |
| 放线菌素 D | 0.5 mg ×1 支 | |
| 0.9%氯化钠注射液 | 20 mL | 静脉推注，1 次/天，连用 5 天 |

## 【参考答案】

### 一、选择题

**(一) A 型题**

1. B  2. C  3. D  4. C  5. D  6. C  7. A  8. C  9. A  10. D  11. D  12. C  13. C  14. D  15. E  16. C  17. E  18. E  19. B  20. E  21. C

**(二) B 型题**

22. D  23. B  24. E  25. C  26. A  27. A  28. E  29. B  30. C  31. D

**(三) X 型题**

32. ABCDE  33. BCDE  34. ABCDE  35. ABD  36. ABD  37. BCD  38. CDE  39. ABCDE  40. ABCDE  41. ABCDE  42. ABCDE  43. BCD  44. ABCDE  45. BCDE

### 二、填空题

骨髓抑制，胃肠道反应，皮肤及毛发损害，肾损害及膀胱毒性，免疫抑制

### 三、简答题

1. 作用于 S 期的药物有甲氨蝶呤、阿糖胞苷、巯嘌呤、氟尿嘧啶、羟基脲等；作用于 M 期的药物有长春碱、长春新碱等。

2. 抗恶性肿瘤药按作用机制分为五类：①抑制核酸合成的药物，如甲氨蝶呤、氟尿嘧啶等；②破坏 DNA 结构与功能的药物，如环磷酰胺、博来霉素等；③嵌入 DNA 阻止 RNA 合成的药物，如柔红霉素、阿霉素等；④抑制蛋白质合成的药物，如长春新碱、三尖杉碱等；⑤影响体内激素平衡的药物，如肾上腺皮质激素类、雄激素类等。

3. 抗恶性肿瘤药常见的不良反应有：①骨髓抑制，表现为白细胞、血小板减少，甚至严重造血功能障碍；②胃肠反应，表现为上腹部不适、恶心、呕吐、口腔炎、胃炎、胃肠溃疡等，是最常见的不良反应；③皮肤及毛发损害，主要表现为脱发；④其他不良反应，有肝损害、肾损害免疫功能抑制、肺纤维化、心肌炎、心力衰竭、周围神经炎、耳毒性等。

### 四、处方分析

该处方药物选择合理。氟尿嘧啶、放线菌素 D 不良反应少，常作为绒癌首选药。氟尿嘧啶主要作用于 S 期细胞，对 $G_1$、$G_2$ 期细胞也有一定的作用；对绒癌及其消化道、肺及泌尿道等的转移均有良效。放线菌素 D 为周期非特异性药物，对肺转移效果好，与氟尿嘧啶合用时，两种药能在不同机制上起作用，疗效更佳。但两种药的不良反应有诸多相似性，合用时需加强对血常规的检查。

## 【难点解析】

### 一、选择题

18. 本题考查抗肿瘤药物的作用机制。放线菌素 D 主要作用于 $G_0$ 期；阿霉素对 S 期细胞作用较强；拓扑特肯主要作用于 S 期；依托泊苷主要作用 S 期和 $G_1$ 期；而主要作用于 M 期，抑制细胞有丝分裂的药物是长春碱。

19. 本题考查甲氨蝶呤的临床应用。甲氨蝶呤是二氢叶酸还原酶抑制剂，主要作用于 S 期，属周期非特异性药。临床用于治疗儿童急性白血病和绒毛膜上皮癌，疗效较好。

（戴淑娟）

# 第三十五章 免疫功能调节药

【学习重点】

环孢素、左旋咪唑、干扰素、白细胞介素-2(IL-2)、环磷酰胺的作用、作用机制、用途和不良反应。

【学习指导】

1. 复习人体免疫系统基础知识,理解免疫功能调节药的分类及作用范围。
2. 以环孢素为代表学习免疫抑制剂的作用、用途和不良反应,比较其与环磷酰胺、抗淋巴细胞球蛋白的作用差异。
3. 以干扰素为代表学习免疫增强剂的作用、用途和不良反应,比较其与左旋咪唑的作用差异。

一、选择题

(一) A 型题

1. 下列无免疫抑制作用的药物是
   A. 左旋咪唑　　　B. 硫唑嘌呤　　　C. 环孢素　　　D. 环磷酰胺　　　E. 他克莫司
2. 对免疫反应多个环节都有抑制作用的药物是
   A. 环孢素 A　　　B. 糖皮质激素类　　　C. 巯嘌呤　　　D. 阿糖胞苷　　　E. 卡介苗
3. 主要通过抑制淋巴细胞生成干扰素的免疫抑制药是
   A. 环磷酰胺　　　B. 地塞米松　　　C. 环孢素　　　D. 左旋咪唑　　　E. 硫唑嘌呤
4. 既可抑制 IL-2 生成,又可抑制干扰素生成的药物是
   A. 环孢素　　　B. 糖皮质激素　　　C. 环磷酰胺　　　D. 左旋咪唑　　　E. 硫唑嘌呤
5. 主要用于抑制异体器官移植后排异反应的药物是
   A. 干扰素　　　B. 噻替哌　　　C. 环孢素　　　D. 胸腺素　　　E. 左旋咪唑
6. 下列药物中不属于免疫增强剂的是
   A. 干扰素　　　B. 胸腺素　　　C. 左旋咪唑　　　D. 抗淋巴细胞球蛋白　　　E. 卡介苗
7. 下列具有抗病毒作用的免疫增强药是
   A. 卡介苗　　　B. IL-2　　　C. 干扰素　　　D. 左旋咪唑　　　E. 环孢素
8. 既可用于治疗免疫功能低下,又可用于治疗自身免疫性疾病的药物是
   A. 巯嘌呤　　　B. 白消安　　　C. 泼尼松　　　D. 左旋咪唑　　　E. 环孢素
9. 某急性淋巴细胞白血病患者进行骨髓移植,术后 15 天出现皮疹、腹泻、胆红素升高等排异反应,为减轻此反应,应用下列哪种药物
   A. 胸腺素　　　B. 环孢素　　　C. IL-2　　　D. 左旋咪唑　　　E. 干扰素
10. 环孢素主要抑制以下哪种细胞

A. T 细胞 B. B 细胞 C. 巨噬细胞 D. NK 细胞 E. 以上都不是

11. 左旋咪唑对类风湿关节炎有效是因为

A. 使患者血中 IgG 水平升高 B. 使患者血中 IgE 水平升高
C. 抑制前列腺素合成酶使 PG 合成减少 D. 能激发 Ts 细胞对 B 细胞的调节功能
E. 能激发 Th 细胞对 B 细胞的调节功能

12. 既有抗病毒作用又有抗肿瘤作用的免疫调节剂是

A. 疏唑嘌呤 B. 环磷酰胺 C. 干扰素 D. 阿昔洛韦 E. 二脱氧肌苷

13. 环孢素最常见的不良反应是

A. 肾毒性 B. 肝损害 C. 多毛 D. 继发感染 E. 继发肿瘤

(二) B 型题

(14~17 题共用备选答案)

A. 环孢素 B. 硫唑嘌呤 C. 左旋咪唑 D. IL-2 E. 干扰素

14. 用于转移性肾癌、黑色素瘤及多种感染的是

15. 用于预防器官移植排斥反应和类风湿关节炎的是

16. 用于免疫功能低下所致的慢性反复发作的感染的是

17. 用于器官移植后的排斥反应的是

(三) X 型题

18. 免疫增强剂常用于

A. 免疫缺陷疾病 B. 慢性感染 C. 恶性肿瘤的辅助治疗
D. 器官移植 E. 难治性病毒感染

19. 左旋咪唑的临床用途有

A. 用于免疫功能低下者 B. 用于肺癌和鳞癌 C. 用于驱肠蠕虫
D. 用于类风湿关节炎 E. 用于红斑狼疮

20. 干扰素具有下列哪些作用

A. 抗真菌 B. 抗病毒 C. 抗肿瘤 D. 调节免疫 E. 抑制细胞增殖

21. 以下属于免疫抑制药的有

A. 环磷酰胺 B. 羟基脲 C. 地塞米松 D. 环孢素 E. 抗淋巴细胞球蛋白

22. 以下属于免疫增强剂的是

A. 左旋咪唑 B. 异丙肌苷 C. IL-2 D. 干扰素 E. 转移因子

23. 左旋咪唑的药理作用是

A. 促进 T 细胞分化 B. 可诱导 IL-2 的产生
C. 可增强巨噬细胞的趋化作用和吞噬功能
D. 可使受抑制的巨噬细胞和 T 细胞功能恢复正常
E. 可通过 Ts 细胞使呈病理性增强的 B 淋巴细胞活性降低

二、填空题

干扰素的作用有_____、_____和_____。环孢素的用途有_____和_____。

## 三、简答题

1. 简述常用免疫抑制剂的种类及应用。
2. 简述常用免疫增强剂的种类及应用。

## 四、处方分析

诊断为系统性红斑狼疮的重型患者,医师处方为:泼尼松 50 mg/d,上午顿服,环磷酰胺 2 mg/(kg·d),请分析其处方的合理性。

## 【参考答案】

### 一、选择题

(一) A 型题

1. A  2. B  3. C  4. A  5. C  6. D  7. C  8. D  9. B  10. A  11. D  12. C  13. A

(二) B 型题

14. D  15. A  16. C  17. A

(三) X 型题

18. ABCE  19. ACDE  20. BCDE  21. ABCDE  22. ABCDE  23. ABCDE

### 二、填空题

抗病毒,抗肿瘤,增强免疫,器官移植排异反应,自身免疫性疾病

### 三、简答题

1. 免疫抑制剂是一类能抑制免疫细胞的增殖和功能,降低机体免疫反应的药物,常用药物有环孢素、他克莫司、环磷酰胺、硫唑嘌呤、糖皮质激素类等。该类药主要用于自身免疫性疾病的治疗和抑制器官移植的排异反应。

2. 免疫增强剂又称免疫激活剂,能激活免疫活性细胞,增强机体免疫功能。常用药物有卡介苗、左旋咪唑、干扰素、异丙肌苷、胸腺素、IL-2等。主要用于免疫缺陷、慢性感染性疾病。

### 四、处方分析

该处方药物选择合理。皮质激素是治疗系统性红斑狼疮的重要药物,通常先用口服泼尼松片剂做冲击疗法。加服环磷酰胺可增强免疫抑制产生协同疗效。糖皮质激素通过抑制炎症反应、抑制免疫反应、影响肾小球基底膜通透性等综合作用而发挥其利尿、消除尿蛋白的疗效。但应用冲击疗法应注意其不良反应,如血糖升高、诱发感染、上消化道出血及精神症状等。

## 【难点解析】

### 一、选择题

13. 本题考查环孢素的不良反应。环孢素不良反应发生率较高,其中最常见的不良反应是肾毒性;其次可见一过性肝损害、嗜睡、多毛症等;继发感染也较为常见,多为病毒感染;继发性肿瘤以淋巴瘤和皮肤瘤多见。故正确答案是 A。

(戴淑娟)